"十二五"国家重点图书出版规划项目

中医优势治疗技术丛书

◆ 总主编 周 然 张俊龙

穴位埋线

主编 王海军

编者 曹玉霞

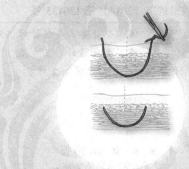

科学出版社

北 京

内 容 简 介

　　穴位埋线技术是把羊肠线埋植在相应穴位中，利用其对穴位的持续性刺激作用来治疗疾病的一种方法，是中医独具特色的优势技术，具有简便易行、经济实用的特点。该书对穴位埋线疗法的源流与发展、治疗原理、作用和特点、取穴特点和配穴方法等作了系统介绍，并对穴位埋线的操作方法、适应证、禁忌证作了详尽的介绍，重点介绍了内、外、妇、皮肤、五官科疾病的治疗方法。力求重点突出，简便实用，主要介绍了穴位埋线技术的基本知识、操作方法及在常见疾病中的具体运用。

　　该书图文并茂，深入浅出，适用广大基层针灸医生、针灸爱好者及中医院校学生参考。

图书在版编目（CIP）数据

穴位埋线／王海军主编．—北京：科学出版社，2014.6

（中医优势治疗技术丛书／周　然，张俊龙主编）

ISBN 978-7-03-041223-2

Ⅰ．穴…　Ⅱ．王…　Ⅲ．埋线疗法　Ⅳ．R245.9

中国版本图书馆 CIP 数据核字（2014）第 126433 号

责任编辑：鲍　燕　陈　伟　曹丽英／责任校对：刘亚琦
责任印制：赵　博／封面设计：王　浩
绘图：北京眺艺企业形象策划工作室

科 学 出 版 社 出版

北京东黄城根北街 16 号
邮政编码：100717
http://www.sciencep.com

北京厚诚则铭印刷科技有限公司印刷
科学出版社发行　各地新华书店经销

＊

2014 年 6 月第　一　版　　开本：B5（720×1000）
2024 年 9 月第八次印刷　　印张：12
字数：222 000

定价：49.00 元

（如有印装质量问题，我社负责调换）

《中医优势治疗技术丛书》
总编委会

总 主 编　周　然　张俊龙

副总主编　张　波　冀来喜　郭　蕾　施怀生　田岳凤
　　　　　　赵建平　雷　鸣

成　　员　（按姓氏笔画排序）

于晓强	王　军	王玉璧	王海军	韦　玲
毋桂花	成金枝	乔之龙	乔云英	任剑锋
刘　宁	闫川慧	关　芳	许凯霞	芦　玥
李　莉	李　蕾	李希贤	李建仲	李钦青
李晓亮	杨俊刚	吴秋玲	张卫东	张天生
张斌仁	陈筱云	武峻艳	金晓飞	孟立强
赵　琼	侯玉铎	贺文彬	贺振中	袁　叶
柴金苗	高海宁	曹玉霞	葛惠玲	韩国伟
程艳婷	焦黎明	窦志芳	樊凯芳	

总　前　言

中医学历经几千年的发展，形成了独特的理论体系和完善的治疗技术体系。其治疗技术体系大体分为两类，一为遣方用药。它被作为中医治疗疾病的主体方法。时至今日，我们中医临床工作者诊疗疾病多处方开药，人民群众也多选择服用汤丸膏散等内服药物祛病疗疾。概因理法方药为中医辨证论治体系的高度概括。二为中医优势技术。翻开一部中医学的发展简史，我们不难看到，人们在经历了长期的无数次实践以后，早在新石器时代，就已经会运用针法、灸法、按摩术、止血法这些原始的、朴素的、简单的医疗技术。从砭石到九针，从针刺到药物贴敷，从神农尝百草到丸散膏丹汤饮酒露的制剂技术，从推拿正骨手法到小夹板的应用，这些都是时代的创造、医家的发明，都是当时社会发展条件下的医学领域的领先技术。经过历代医家的不懈努力和探索，这些技术内容丰富、范围广泛、历史悠久，体现了其临床疗效确切、预防保健作用独特、治疗方式灵活、费用比较低廉的特点，传承着中医学的精髓和特色。

这些优势技术或散见于民间，或零散于古籍记录，或濒临失传，面临着传承和弘扬的两大难题。2009 年，国务院出台的《关于扶持和促进中医药事业发展的若干意见》中就强调指出："老中医药专家很多学术思想和经验得不到传承，一些特色诊疗技术、方法濒临失传，中医药理论和技术方法创新不足。"也有专家痛心疾首地指出，"近年来，中医药特色优势淡化，手法复位、小夹板等'简、便、验、廉'的诊疗手段逐渐消失或失传。"由此可见，传承、发展并不断创新中医技术迫在眉睫、刻不容缓。

近年来的医改实践证明，中医药在满足群众医疗保健需求、减缓医药费用上涨、减轻患者和医保负担等方面发挥了很好的作用，缓解了群众看病就医问题，放大了医改的惠民效果。人民群众对中医药感情深厚、高度信赖，中医药作为一种文化已经深深地渗入中国百姓的日常生活当中。中医的一些技术特别是非药物方法，普通百姓易于接受、也易于掌握使用，可获得性强，适用于广大人民群众的养生保健和疾病治疗，很多人自觉不自觉地运用中医药的理念和优势技术进行养身健体、防治疾病。

传承和发展中医药技术是每一名中医药人的使命担当。正如国医大师邓铁涛教授所说："中医之振兴，有赖于新技术革命；中医之飞跃发展，又将推动世界新技术革命"。我们山西中医学院将学科发展的主攻方向紧紧锁定中医药技术创新，不断深化学科内涵建设，凝练学科研究方向，组建优势技术创新研发团队，致力于中医药技术的研究、开发、规范制定和应用推广，以期推动中医药技术的创新和革命，为人民群众提供更多的中医药技术储备和技术应用。

因此，我们组织既有丰富临床经验，又有较高理论素养的专家学者，编写了这套《中医优势治疗技术丛书》。丛书以中医优势治疗技术为主线，依据西医或中医的疾病分类方法，选取临床上常见病、多发病为研究对象，突出每一种优势技术在针对这些常见病、多发病治疗时的操作规程，旨在突出每一项技术在临床实践中的知识性、实用性和科学性。

这套丛书既是国家"十二五"科技支撑计划分课题"基层卫生适宜技术标准体系和评估体系的构建及信息平台建设研究和示范应用"、国家中医药管理局重点学科"中医治疗技术工程学"和山西省特色重点学科"中医学优势治疗技术创新研究"的阶段性研究成果，也是我们深入挖掘、整理中医药技术的初步探索，希望能够指导基层医疗卫生机构和技术人员临床操作，方便中医药技术爱好者和家庭自疗者参考使用。

2014 年 3 月

目　录

上篇　穴位埋线技术概论

下篇　穴位埋线技术的临床应用

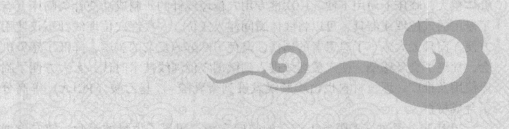

上篇

穴位埋线技术概论

1 穴位埋线技术的学术源流

（1）穴位埋线的定义

穴位埋线疗法是一种新兴的穴位刺激疗法。它在祖国医学的脏腑、气血、经络理论指导下，把羊肠线埋植在相应腧穴和特定部位中，利用其对穴位的持续性刺激作用来治疗疾病，是针灸疗法在临床上的延伸和发展。

（2）穴位埋线技术的历史沿革

毫针治疗一些顽固的慢性疾病，效果不太确切时，将针留置在穴位中可加强针刺感应和延长刺激作用，还可以起到候气与调气的目的，这对于提高针刺治疗效果有重要意义。这种方法在后来称之为"留针法"，并且成为针刺施术过程中的一个重要环节。

穴位埋线技术基于针灸治疗中的"留针法"。20 世纪 50 年代初，产生了穴位埋线的雏形——穴位埋藏疗法。埋藏的物品种类很多，如动物组织、药物、钢圈、磁块等，目的除了利用动物组织和药物内含的有效成分外，主要的就是为了延长对经络穴位的刺激时间，以起到穴位刺激的续效作用。

而到 20 世纪 60 年代初期，最初的穴位埋藏疗法发展成为穴位埋线疗法，它将羊肠线埋植到穴位内，通过羊肠线这种异体蛋白组织对穴位产生持久而柔和的生理物理和生物化学的刺激来达到治疗疾病的目的。由于没有专门的埋植器械，线体通过切埋法、扎埋法、割埋法和穿线法等方式植入穴位产生治疗效应。

早期的穴位埋线方法不仅需要麻醉，而且有较大的创伤性，发展到后来许多临床医师采用腰穿针改制成穴位埋线针进行操作，在技术上有了一定的进步，但针体粗大，临床上使用不便。一次性专用穴位埋线针的研制成功使针灸临床上有了专用的穴位埋线器具，可以将线体瞬间注入穴位。一次性穴位埋线针不仅使用方便，而且大大减小了对患者的创伤，避免了麻醉等复杂的步骤，降低了感染机会，杜绝了交叉感染，使穴位埋线进入到微创穴位埋线技术时代，大大方便了临床使用及推广。埋植材料也由羊肠线发展到聚乳酸-羟基乙酸（PGLA）等高分子合成材料。

30 年来，经过许多医务工作者的临床实践，积累了大量的经验，使穴位埋线疗法的应用范围不断扩大，打破了只治慢性病和虚证的局限，其治疗范围也涉及内、外、妇、儿、皮肤、五官等各科百余病种。2008 年国家制定了穴位埋线疗法的操作标准，促进埋线疗法进一步的普及、推广和提高。

2 穴位埋线技术的基本原理

2.1 中医理论原理

（1）针刺效应

穴位埋线作为一种穴位刺激疗法，同样可起到针刺效应以治疗疾病。其针刺效应的产生，主要源于针具和羊肠线两方面。不管是穿刺针、腰穿针（包括一次性埋线针），还是三角针、手术刀，刺入或进入穴位后，通过刺激手法，均可产生酸困憋胀等针感反应。由于针具较毫针粗大，其刺激感应也更为强烈、所以在临床埋线时往往用针具施以刺激手法，产生针感来达到一种短期速效作用，然后利用羊肠线的长期续效作用来进一步巩固和提高疗效。

（2）埋针效应

根据羊肠线粗细的不同，埋入穴位后，羊肠线在体内软化、分解、液化和吸收大约 10~30 天可被吸收，在此过程中，用羊肠线代替针具较长期时间内缓缓刺激穴位，时间的延长相当于埋针，大大地提高了刺激量，进而弥补了针刺时间短、疗效不巩固及就诊次数多等缺点，使疾病在这较长时间里依靠这种良性刺激不断得到调整和修复，故能起到比留针和埋针更好的疗效。

（3）刺血效应

与毫针相比，穴位埋线针具粗大，操作时往往会刺破穴位处血络，致针眼有少量出血或渗血，有时瘀结皮下，这就产生了刺血效应。有研究表明刺血对微血管的血色、流变、瘀点、流速具有改善作用，证实其可改善局部微循环及局部组织缺血缺氧状态，缓解血管痉挛，调动人体的免疫功能，激发体内防御机制，进而帮助机体组织的恢复。因此，埋线时起的刺血效应同样可流通经络中壅滞的气血，协调经络的虚实，从而调整人体脏腑、经络及气血功能。故埋线时对某些病需要有意识地刺破血络，挤出一定量的血液以达到治疗目的。

2.2 现代医学原理

（1）化学刺激效应

当埋线针机械刺激过后，局部的受损组织细胞释放出的某些化学因子可造成良性无菌性炎症反应，使穴位局部组织发生一系列生理变化，为损伤的修复创造条件。

根据生物电原理和压电学原理，在病灶区，机械能将转变为热能，使小血管扩张，淋巴循环加快，大大提高了新陈代谢能力，既加强了局部营养供应，又通过体液循环把"病理产物"运走，同时，局部组织蛋白分解，末梢神经递质增加，产生血管神经的活性物质，降低致痛物质缓激肽和5-羟色胺在血清中的含量。这种局部的变化，也会通过神经和经络的作用在全身产生影响。根据生物泛控论原理，通过神经使损伤穴位需要修复或调整的信息传到神经中枢，激发体内特定的生化物质组合，产生一种特有的泛作用，并通过体液循环在体内广泛分布。由于埋线选取的穴位与患病部位生物学特性相似程度较大，属于一个同类集，所以，广泛作用在修复或调整受损穴位时，患病部位就同时被修复和调整，从而使疾病得到治疗。由于这种损伤后的后作用持续有效，使其能不断地维持机械刺激产生的物理效应。而且，埋线时局部组织的损伤修复过程较长，其积蓄的后作用也较持久，所以其针刺效应和修复时的泛作用得以维持较长时间，使患病部位得到更完善的调整和修复。

（2）组织疗法效应

组织疗法就是将一些异种组织埋入穴位，利用人体对其产生的排斥反应，对穴位产生生物化学刺激，来治疗疾病的一种方法。埋线疗法是把羊肠线植入穴内，羊肠线为异种组织蛋白，埋入穴位后，有如异种组织移植，可使人体产生变态反应，使淋巴细胞致敏，其细胞又配合体液中的抗体、巨噬细胞等，反过来破坏、分解、液化羊肠线，使之变成多肽、氨基酸等，最后被吞噬吸收，同时产生多种淋巴因子。这些抗原刺激物对穴位产生生理物理及生物化学刺激，使局部组织产生变态反应和无菌性炎症，乃至出现全身反应，从而在对穴位局部产生刺激作用的同时提高人体的应激能力，激发人体免疫功能，调节身体有关脏腑器官功能，使活动趋于平衡，疾病得到治愈。有人曾对埋线病员进行免疫球蛋白测定，发现凡治愈好转的病人，免疫球蛋白偏低者升高，过高者降低，均调节至正常值左右，说明埋线疗法不仅能提高免疫功能，而且有良好的双向调节作用。

3 穴位埋线技术的器械准备

3.1 常见穴位埋线针具

手术刀：为外科医生使用的手术刀，分刀片和刀柄。埋线用的刀具为 10 号或 11 号（图1）。主要用于割埋法。

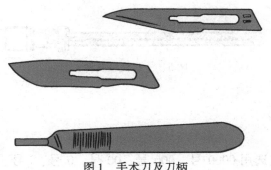

图1 手术刀及刀柄

埋线针：是一种特制的专用于埋线的坚韧的金属钩针，长约 12～15cm，针尖呈三角棱形，三角棱形底部有一缺口用以钩挂羊肠线（图2）。主要用于植线法。

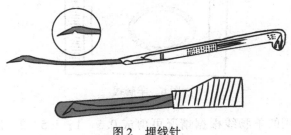

图2 埋线针

三角缝合针：为外科医生使用的第二代三角缝合针，尾部开槽，用于针线连接（图3）。主要用于穿线法。

穿刺针：一般选用 9 号、12 号腰椎穿刺针（图4），穿刺针用前将针芯尖端磨平，将针管磨短，使针芯稍长于针管尖端 1mm，以保证将肠线顺利推出针管。

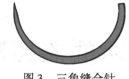

图3　三角缝合针

同时将针的套管尖端斜度磨大，磨锐，便之更易进针，且减轻疼痛。也可使用9号、12号一次性埋线针（图5），免去复杂的制作工序。主要用于注线法。

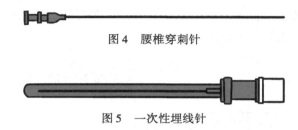

图4　腰椎穿刺针

图5　一次性埋线针

3.2　羊肠线

埋线用羊肠线选用0000号、000号、00号、0号、1号、2号、3号、4号（图6），具体选择可根据不同的埋线针具，如手术刀割埋、埋线针植埋以上羊肠线均可选用，12号穿刺针或一次性埋线针多选用0号、0000号、000号、00号羊肠线，而9号穿刺针或一次性埋线针多选用0000号、000号羊肠线。

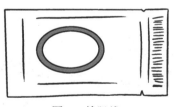

图6　羊肠线

注线和割埋用的羊肠线根据情况可剪成0.5、1、1.5、2、2.5、3甚至4cm长线段；植线用一般剪成1、1.5、2、3、4cm不等长线段（图7）；穿线用可根据穴位情况定，一般每穴选用10～15cm一段，以利于双折穿于三角针上。

使用请将剪好的线段用生理盐水浸泡15～30分钟致软，继而存放于75%乙醇内浸泡备用，如需中药浸泡或磁化，可浸泡后一起高压消毒。

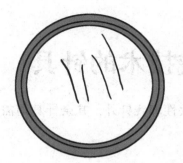

图7 剪好的羊肠线

3.3 其他器材

1）皮肤消毒用品：碘伏、75%乙醇、棉签。

2）局麻用品：2%～4%利多卡因，生理盐水，5～10ml 一次性注射器。

3）辅助器材：洞巾、持针钳、手术剪、血管钳、短无齿镊、腰盘、医用手套、钝性探针等均消毒备用，此外还要准备锟针或龙胆紫1小瓶作标记用。

4）敷料用品：棉球（压迫止血药）、纱布块，均消毒，胶布、绷带。

4 穴位埋线技术的针具

埋线针具中除了一次性埋线针外，其余针具均需做适当的针具保存保养、维修。

（1）针具选择

埋线针具，针尖要端正，没有钩刺，锐利适度，针身无折痕，无锈蚀，光滑挺直，坚韧而有弹性。埋线针缺口处要坚韧，无锈迹和剥蚀；穿刺针针身无弯曲，针芯凸出于针管1mm左右，针身与针柄结合处不可有剥蚀、伤痕、锈迹及松动。三角针弯曲要自然，无折痕。在使用前应认真加以检查，可用干脱脂棉轻沾针尖，如果针尖有钩或有缺损时则棉絮易被带动，如发现有损坏或不符合要求者，应予剔除或打磨维修。

（2）保存保养

埋线工具在使用时要注意保养否则不仅损坏了针具，而且在临床操作时容易发生事故，针具使用后，必须用纱布包好针尖，放在垫有纱布的针盒里，防止针尖碰触硬物受损，一时不用的针具最好在针身上涂一层油质，然后包扎妥当，放入硬质针盒内贮藏。

（3）维修

针具有轻度损坏应及时修理，如针尖变钝或卷钩时，可用细磨石重行磨尖。对有缺损或折痕明显的埋线针具应剔除不用，以防断针。

5 穴位埋线技术的技术规范

（1）埋线技术进针角度

穴位埋线技术的进针角度有其自身特殊性，一般多采用斜刺和平刺的手法，头皮部的穴位多采用平刺手法，面部穴位多采用透刺、斜刺的手法，前胸部腹部穴位都采用平行肋骨方向平刺和沿肌肉走行向下斜刺，尽量避免向上斜刺。背部穴位多采用向上、向下或向内斜刺，四肢部穴位多避开动静脉平刺或者斜刺，肌肉丰厚处可根据需要直刺。

1）直刺：针身与皮肤表面呈90°角垂直刺入，适用于肌肉丰厚部位的腧穴。（图8）

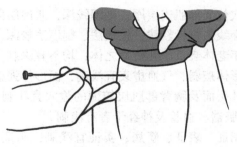

图8　直刺

2）斜刺：针身与皮肤表面约呈45°角倾斜刺入，适宜于不能深刺的腧穴。（图9）

3）平刺：针身与皮肤表面约呈15°～25°角刺入，甚至沿皮下刺入，适用于皮肉浅薄及施行透穴刺穴。（图10）

（2）埋线技术进针方向

1）一穴多向：为了增强针感和加强疗效，同一个穴位可向不同方向进行刺入埋线，如选用膻中穴埋线治疗支气管哮喘，可向上、下、左、右四个方向埋线。

2）腧穴所在部位：如背部的背俞穴，为了安全起见埋线时针向棘突的方向或向上向下平刺。

3）针向病所：为使针感到达而将针尖朝向患部方向。

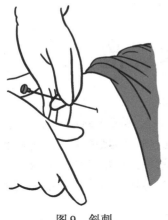
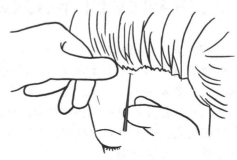

图 9　斜刺　　　　　　　　　　　　　　　图 10　平刺

（3）埋线技术进针深度

1）穴位情况：穴位局部肌肉层厚，则埋线深；肌肉层薄，则埋线浅。

2）埋线方法：穿线法进针较浅，植线法、割埋法较深，注线法可浅可深。

3）年龄情况：年老体衰及小儿娇嫩之体，均不宜深刺；年轻力壮者可深刺。

4）体质情况：形体瘦弱、气血虚衰宜浅刺，而形体强盛者可深刺。

5）解剖情况：凡头面及胸背部肌层较薄的腧穴宜浅刺，四肢及臀部肌肉较厚者可深刺。穴下有脏器、血管及神经干者宜浅刺。

6）病情情况：阳证、表证、新病、实证宜浅刺；阴证、里证、久病、虚证宜深刺。

（4）埋线技术的刺激顺序

一般宜先埋上部，再埋下部；先背部后腹部；先头部后四肢，先阳经后阴经。先阳后阴，取其从阳引阴而无亢盛之弊；先上后下，则循序渐进次序不乱；先少后多，刺激由弱到强，是患者易于接受。

（5）埋线技术的针感要求

针灸治病，贵在得气，历代医家倍加重视。《灵枢·九针十二原》即云："刺之要，气至而有效。"穴位埋线技术亦是如此，埋线针进入腧穴后进行提插或捻转手法，使穴位局部有较强的酸、麻、胀、重的感觉，然后再将羊肠线埋入。而且这种针感可维持 3～5 天。

6 穴位埋线技术的操作规范

6.1 环境要求

应注意医疗环境清洁卫生，避免污染。最好有独立的治疗室或处置室，并且有紫外灯，用于日常室内消毒，同时还有治疗台上的床垫、枕巾、毛毯、垫席等物品，要按时换洗晾晒，如果采用一次性的消毒垫布、垫纸、枕巾则更好。

6.2 体位选择

选择安排病人合适体位，体位的选择原则，一是尽量采取病人自然舒适，又能持久的体位；二是便于医生的操作。由于埋线刺激强度较大，患者体位多采用卧位，卧位可分仰卧位、俯卧位和侧卧位。

仰卧位多用于在头面部、前胸、腹部、上下肢的穴位埋线（图11）。

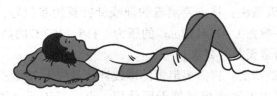

图 11　仰卧位

俯卧位多用在颈部、脊背部、臀部、大腿和小腿后侧、肩部的穴位埋线（图12）。

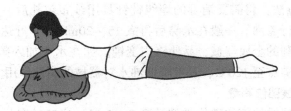

图 12　俯卧位

侧卧位多用在骶关节区、髂嵴部、臀部、侧腰部、季肋部、下肢背侧、肩关节区、大腿和小腿外侧的埋线（图13）。

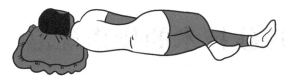

图13　侧卧位

6.3　穴位选择

根据中医诊断及患者病情选取适当的穴位，用锟针或龙胆紫做好标记。

6.4　消毒

（1）器械消毒

埋线针具中除了一次性埋线针（保质期内）外，其余针具均需做消毒处理，根据材料选择适当的消毒或灭菌方法，应达到国家规定的医疗用品卫生标准以及消毒与灭菌标准。

1）高压蒸汽灭菌法：将需要消毒的埋线针针具用布包好，放在密闭的高压蒸汽锅内灭菌。一般在 $1 \sim 1.4 kg/cm^2$ 的压力，$115 \sim 123℃$ 的高温下，保持30分钟以上，可达到消毒灭菌的要求。

2）药液浸泡消毒法：将需要消毒的埋线针针具放入75%乙醇内浸泡 $30 \sim 60$ 分钟，取出用消毒巾或消毒棉球擦干后使用。也可置于器械消毒液内浸泡，如"84"消毒液，可按规定浓度和时间进行浸泡消毒。直接与埋线针针具接触的针盘镊子等，可用2%来苏溶液或 $1：1000$ 汞溶液浸泡 $1 \sim 2$ 小时后，达到消毒目的后，并用消毒布或消毒纱布遮盖好备用。

3）煮沸消毒法：将需要消毒的埋线针针具用纱布包扎后，放在盛有清水的消毒煮锅内，进行煮沸。一般在水沸后再煮 $15 \sim 20min$，亦可达到消毒目的。但煮沸消毒法对锋利的金属器械，易使锋刃变钝。如在水中加入碳酸氢钠使成2%溶液，可以提高沸点至120℃，具有降低沸水对器械的腐蚀作用。

（2）穴位埋线部位消毒

在患者需要埋线的部位碘伏常规消毒 $2 \sim 3$ 遍，擦拭时应从腧穴部位的中心点向外绕圈消毒。当穴位皮肤消毒后，切忌接触污物，保持洁净，防止二次污染。

（3）施术者消毒

在针刺前，医者应先用肥皂水将手洗刷干净，待干后再用75%乙醇棉球擦拭后，方可持针操作。持针施术时，医者戴无菌口罩、帽子和一次性橡胶手套，应尽量避免手指直接接触针身，如某些刺法需要触及针身时，必须用消毒干棉球作隔物，以确保针身无菌。

6.5　局部麻醉

埋线针植埋法、手术刀割埋法、三角缝合针穿线法、较粗的穿刺针注入法及部分特殊疾病需做局部麻醉，用0.5%～1%利多卡因注射液5～10ml，先在进针点打出局麻皮丘，然后向埋线的深度刺入，待患者有针感，回抽没血后，边推麻药边进针至穴位处，一般一穴用药0.5～2ml左右。

6.6　具体操作

其施术操作主要根据埋线采用的不同针具及操作特点分类，包括植线法、注线法、穿线法和割埋法。

（1）植线法

即埋线针埋线法，因其用埋线针送入肠线，将其"种植"在穴位而得名（图14）。

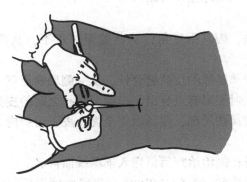

图14　植线法

左手持镊子夹住所需要的羊肠线，将线的中心置于施术部位上。右手持埋线针，缺口向下压线，同时用左手中指绷紧穴位消毒区下方的皮肤，左手的食指夹住镊子随时准备去夹移动的羊肠线，左手的小指夹棉球或纱布方块。左手的拇指指腹对住埋线针的针尾部，配合右手（不用力，只掌握进针角度和深浅度）进针。直至将羊肠线或生物蛋白线埋入穴位部位为止。松左手、右手快速出针。不要转动针，左手用棉球或纱布块按压针眼后，然后再作消毒处理。

（2）注线法（包括一次性埋线针埋线法）

即穿刺针埋线法，因其用穿刺针刺入区，像注射一样注入羊肠线而得名（图15）。

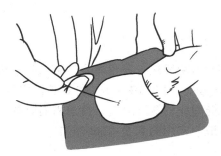

图15　注线法

用镊子夹取一段已消毒备用的羊肠线（长短粗细根据病情和埋线部位确定），从针突孔放置在腰椎穿刺针套管的前端，从套管尾孔插入一段针芯，医生用右手拇、食指捏住针柄，左手用棉球夹住套管中下段，在皮丘处快速刺入皮下，按患者胖度及部位情况及补泻要求选择直刺、斜刺或平刺及针刺深度，当出现针感后施行补泻及行针手法，然后边推针芯边退针管，将羊肠线推注进穴位皮下或肌层，同时左手用棉球按压针眼。

（3）穿线法

即三角针埋线法，因其用三角针从此处穿过皮下，从彼处穿出而得名（图16）。

用持针器夹住带羊肠线的皮肤缝合针，从一侧局麻点刺入，穿过穴位下方的皮下组织或肌层，从对侧局麻点穿出，捏起两针孔之间的皮紧贴皮肤剪断两端线头，放松皮肤，轻轻揉按局部，使肠线完全埋入皮下组织内。

（4）割埋法

因其先在穴位进行割治治疗后再埋入羊肠线而得名。

用手术刀尖刺开皮肤（0.5～1.0cm），先将血管钳探到穴位深处，经过浅筋膜达肌层探找敏感点按摩数秒钟，休息1～2min；然后用0.5～2.0cm长的羊肠线4～5根埋于肌层内。羊肠线不能埋在脂肪层或过浅，以防止不易吸收或感染。切口处用丝线缝合，盖上消毒纱布，5～7天后拆去丝线。

现在针灸临床最为多用的是注线法，在下篇的穴位埋线技术的临床应用中不做特殊说明的，就是用的注线法。

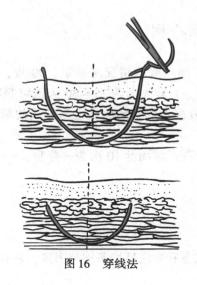

图 16　穿线法

6.7　穴位埋线后的正常反应及处理

1）埋线术后，穴位局部组织损伤造成的无菌性炎症反应。埋线后局部出现酸、麻、胀、痛的感觉是正常的，是刺激穴位后针感得气的反应。体质较柔弱或局部经脉不通者更明显，一般持续时间为 2～7 天左右。

2）由于羊肠线异体蛋白的刺激，一般在 1～5 日内，局部可出现红肿、热痛等无菌性炎症反应，且部分病例反应较重，有少量白色液体自创口流出，均属正常现象，一般不需处理。若渗出液较多凸出于皮肤表面，可将白色液体挤出，用75% 酒精棉球擦去，覆盖灭菌纱布。施术后患处局部温度也会升高，可持续数天。

3）个别患者在治疗后 24 小时内出现体温上升，一般在 38℃ 左右，持续2～4天可自行消退，反应症状较重时，作对症处理。

4）体型偏瘦者或局部脂肪较薄的部位，因其穴位浅，埋线后可能出现小硬节，不影响疗效，但吸收较慢，一般 1～3 个月左右可吸收完全。

5）对出针后出血的患者，可让其自行流出几滴，再压迫针眼片刻。对不出血的患者可轻度挤压针眼出血，最后碘伏消毒，然后用创可贴贴压，以保护针眼，一般植线法、注线法、穿线法 2～3 天后揭去创可贴；割埋法 7 天后撕去敷料。

6.8 穴位埋线技术疗程

埋线的频率主要由羊肠线吸收情况来确定，00 号、000 号、0000 号线大约 15～25 天就可吸收，0 号、1 号线大约 25～30 天就可吸收，2 号、3 号、4 号线大约 30～45 天吸收，另外患者的年龄体质也与埋线的频率有关，如年老体弱者的羊肠线吸收较慢。

一般病变 3 次为一疗程，顽固性 10 次为一疗程。一个疗程完后再埋线 1～2 次巩固疗效。

6.9 注意事项

由于人的生理功能状态和生活环境条件等因素，在针刺治疗时，还应注意以下几个方面。

1）严格无菌操作，防止感染。

2）穴位埋线，针刺一定到达相应深度，羊肠线一般不要埋在脂肪组织中，以免不吸收或吸收慢。

3）埋线时如有羊肠线或生物蛋白线露出皮肤外，一定要拔出，以免感染。如局部红肿热痛，说明有感染，轻者热敷即可，重者应作抗感染处理。如已化脓，应放出脓液，再作抗感染处理。

4）在做胸背部穴位埋线时应注意针刺的角度，不要伤及内脏、脊髓。在做面部和肢体穴位时应注意不要伤及大血管和神经；在头面部做埋线时，这些部位血管丰富，埋线时过皮后一定要缓慢进针、出针，出针后要用棉球按压针眼片刻，以防出血过多。

5）埋线后针眼处贴创可贴，头部因毛发而无法贴创可贴，可在拔针后，再以碘伏消毒，压迫片刻，同时嘱患者 3 天内不洗头，其他埋线针眼 2～3 天内禁止着水。

6）埋线后要让患者休息 30 分钟再走，以免出现术后反应，有异常现象应及时处理。

7）月经期妇女时，若非为了调经，亦不应穴位埋线。怀孕妇女亦应禁止埋线。

8）皮肤局部有感染或有溃疡时不宜埋线。肺结核活动期、骨结核、严重心脏病、瘢痕体质及有出血倾向者等均不宜使用此法。

9）埋线后宜避风寒、调情志，以清淡饮食为主，忌烟酒、海鲜及辛辣刺激性食物。

10）若病人的治疗部位在 3～4 日内发生红肿、疼痛加剧、高烧持续不退，或是全身瘙痒以及肢体皮肤感觉和肌肉运动失常，应引起重视，并根据情况对症处理。

6.10　穴位埋线技术异常情况的处理

（1）感觉异常

指进针后有疼痛麻木等感觉，如刺中血管就会疼痛，如刺中神经就会有麻木或触电样感觉，刺中神经时应调整进针角度再放羊肠线或生物蛋白线，刺中血管时，应调整进针的角度，刺破血管出针时应用棉球加压针眼处，可改善症状，埋线后如遗留有异常感觉可热敷处理。

（2）过敏反应

有少数人对羊肠线、利多卡因注射液过敏，治疗后出现局部红肿、瘙痒、发热等反应，甚至切口处液化，羊肠线溢出，应适当做抗过敏处理，因此在作埋线前一定要问患者的过敏史，如对利多卡因过敏的患者，可选 9 号一次性埋线针（针身较细，不用局部麻醉）进行埋线。

（3）感染

在埋线操作中如无菌操作不严格或针眼保护不好可致感染，多在埋线后3～4天出现局部红、肿、热、疼加重等炎症反应，可给予局部热敷和控制感染即可。

（4）晕针

晕针是指在埋线过程中患者出现的晕厥现象。主要由于患者体质虚弱，患者精神过度紧张，或过饥、过饱、过累，大汗、大出血，严重腹泻或体位不当，或医者手法过重，刺激量过大，均可导致晕针。

应立即停止治疗，使患者平卧，头低脚高位，注意保暖给予温开水或糖水。重者配合针刺人中、内关、涌泉、足三里，灸百会等，并可配合其他急救措施。

（5）血肿

血肿是指针刺部位出现的皮下出血而引起的肿痛，多由于针尖弯曲带钩，使皮肉受损，或刺伤血管，从而引起针刺部位肿胀疼痛，继则皮肤呈现紫色。

若微量的皮下出血而局部小块青紫时，一般不必处理，可以自行消退。若局部肿胀疼痛较剧，青紫面积大而且影响到活动功能时，可先作冷敷止血后，再做热敷或在局部轻轻揉按，以促使局部瘀血消散吸收。

7　穴位埋线技术的适应证与禁忌证

（1）适应证

1）内科疾病：支气管炎、支气管哮喘、冠心病、高血压病、心脏神经官能症、食道贲门失弛缓症、慢性胃炎、胃与十二指肠溃疡、胃下垂、慢性结肠炎、胃肠神经官能症、尿潴留、尿失禁、糖尿病、单纯性肥胖、风湿性关节炎、类风湿性关节炎等。

2）神经、精神科疾病：面神经麻痹、偏头痛、三叉神经痛、偏瘫、震颤麻痹、膈肌痉挛、神经衰弱、癫痫、精神分裂症等。

3）外科疾病：疖病、乳腺炎、乳腺增生症、阑尾炎、胰腺炎、手术后肠粘连、泌尿系结石等。

4）男性科疾病：阳痿、早泄、遗精、前列腺炎等。

5）妇科疾病：功能性子宫出血、痛经、闭经、盆腔炎等。

6）儿科疾病：惊厥、单纯性消化不良、厌食症、遗尿症等。

7）皮肤科疾病：荨麻疹、神经性皮炎、痤疮、皮肤瘙痒症等，

8）五官科疾病：麦粒肿、假性近视、梅尼埃病、鼻炎、急慢性咽炎、急慢性喉炎、急性扁桃体炎等。

（2）禁忌证

1）5岁以下儿童患者慎用或禁用穴位埋线疗法。

2）精神紧张、过劳、过饥时，禁用或慎用穴位埋线，避免晕针现象发生。

3）不宜在皮肤破损处埋线，以免引起感染。

4）关节腔内禁用埋线。

5）有出血倾向的患者禁止埋线。如血友病、血小板减少性紫癜、过敏性紫癜应禁用。

6）严重的心脏病患者不宜应用穴位埋线，如必要做时，不宜强刺激，肠线不宜过长。

7）妇女怀孕期应慎用，有习惯性流产史的孕妇尤应慎用。

8）眼部血管丰富，易出血，不宜做埋线治疗。胸、背部是心肺所居之处，埋线应慎加小心，不宜过深，严防刺伤肺脏，造成气胸。督脉部穴位埋线，以不过脊髓硬膜为度，防止意外。

8 穴位埋线技术的优势

(1) 以线代针，效集多法

用羊肠线来代替毫针，埋植于穴内，以期起到长期刺激穴位，不断积累治疗信息，使疾病得到彻底治疗的目的。埋线过程实际包括了穴位封闭疗法、针刺疗法、刺血疗法、组织疗法、割治疗法等，同时也包含了埋针效应及后作用效应。

(2) 刺激持久，祛顽疗痼

埋线疗法以线代针，埋入穴位，慢慢软化、分解、液化、吸收，对穴位产生一种柔和而持久的刺激，弥补了刺激强度的不足，临床用于慢性病治疗及一些疾病疗效的巩固。

(3) 选穴求精，善用透穴

埋线疗法强调取穴精炼。选取经过长期临床实践总结出来的有效穴位进行埋线，并强调取穴求精，用尽量少的穴位，达到尽量好的效果。

埋线疗法在操作上善用透穴，若一针透双穴，则往往并双穴之力同时发挥作用；若一穴透双经，则往往"从阴引阳，从阳引阴"，使阴阳相得，经气交贯，其效必速。

(4) 精用组穴，交替调息

埋线疗法是一种手术性治疗方法，术后不可能在数天内使局部完全复原，为了在短期内对疾病加强治疗作用，往往在辨证取穴基础上，对有效穴位进行组合，分成2~3组，交替使用，这样就可缩短每次治疗间隔时间，以维持较强的刺激效应，且使穴位有调息之机，避免穴位产生耐受性而乏效。同时，尚可通过分组进行精确配伍，使"君、臣、佐、使"合理搭配，加强其协同作用，增强疗效。

(5) 寻敏感穴，重特定穴

在敏感穴位埋线是在经络按诊、经络疗法的启示下进行的，往往疗效显著。敏感穴位是机体疾患通过经络在体表上的反应点，为邪气在经脉中聚会搏结之所，能较准确地反映疾病的情况。临床观察表明，病人患病部位、种类、性质、程度不同，敏感穴位情况也会随之发生变化。病种及类型不同，敏感穴位也不同，如慢性胃炎多在胃俞、足三里；而气管炎多在膻中、肺俞产生敏感反应。病变部位不同，敏感穴位亦异。如胃溃疡发生在胃小弯，多反应于巨阙、中脘；发生在胃大弯和十二指肠，多在梁门、承满发生敏感反应。疾病寒热虚实不同，其反应有压痛、结节、麻木、凹陷之别；疾病轻重程度不同，其敏感度亦有轻重之差。同样，也可根据敏感穴位的变化情况判断疾病的转机。有人测定，症状消失，敏感反应没消失，仍有复发可能；自觉症状消失，敏感反应消失，为病机转化。由此可见，通过经络穴位的按诊选穴埋线，较之固定穴组埋线具有更大灵活性，能随着病人个体差异和病情有针对性地选取最能反映病情变化的敏感穴位进行治疗，其客观性、科学性、针对性更强，更符合辨证施治原则。于是，敏感穴位作为经络辨证、循经取穴的客观指征，成为埋线疗法选取效穴的一个重要特点。

（6）诊次稀疏，经济简便

埋线疗法一般 15 ~ 45 天 1 次，3 ~ 10 次一疗程，每次治疗时间 10 ~ 30 分钟，诊次稀疏，操作方便，而疗效甚佳，使患者既治了病又不耽误工作和时间，而且费用不高，可谓一举三得。

9 穴位埋线技术的常用腧穴

穴位埋线技术是对针灸的延伸和发展，埋线中常用腧穴与针灸相同，但是由于穴位埋线疗法具有自身的特殊性，所以在穴位的使用上具有自身的特点。并不是每个穴位都适用于穴位埋线，如井穴、关节活动部位、关节腔以及动静脉附近的穴位一般不用于埋线，还有埋线时要了解穴位的局部解剖。

以下着重介绍十四经穴以及经外奇穴中常用于埋线疗法中的穴位。

9.1 手太阴肺经

手太阴肺经腧穴共 11 穴，首穴中府，末穴少商；本经腧穴主治咳、喘、咯血、咽喉痛等肺系疾患，及经脉循行部位的其他病证。本经着重介绍穴位埋线常用的 4 个穴位。(图 17)

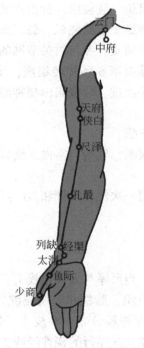

图 17 手太阴肺经穴位图

中府

定位 在胸前壁的外上方，云门下1寸，平第1肋间隙，距前正中线6寸。

穴位解剖 皮肤、皮下组织、胸肌筋膜、胸大肌、胸小肌。皮肤由颈丛的锁骨上神经中间支分布。皮下组织内有胸肩峰动脉的终末支穿胸肌及其筋膜至皮下组织及皮肤。胸肌筋膜覆盖于胸大、小肌，两肌之间有来自臂丛的胸前神经和胸肩峰动脉胸肌支，支配并营养此两肌。

功用 止咳平喘，清泻肺热，健脾补气。

主治病证 肺系疾病：咳嗽，气喘，胸闷，胸痛。经络组织疾病：肩周炎，臂痛。

穴位埋线操作方法 选用一次性埋线针和00号线向外斜刺0.5~0.8寸，局部酸胀，针感可向前胸及上肢放散；针尖不可向内斜刺，以免误入胸腔，刺伤肺脏。

尺泽

定位 在肘横纹中，肱二头肌腱桡侧凹陷处。

穴位解剖 皮肤、皮下组织、肱桡肌。针由皮肤经头静脉、皮神经之间，穿肘深筋膜，进入肱桡肌。桡神经干于肱桡肌、肱二头肌腱及肱肌之间下行，桡侧副动脉在肘关节附近分成前后两支，参与肘关节网的组成。皮肤由前臂外侧皮神经分布，到达穴区的神经纤维由第6颈神经组成；皮下组织内除上述皮神经外，还有头静脉和前臂外侧皮神经经过。肱桡肌由桡神经深支支配，到该肌的神经纤维由第5、6颈神经组成。

功用 清热和胃，通络止痛。

主治病证 肺系疾病：咳嗽，气喘，咯血，胸部胀满。经络组织疾病：肘臂挛痛。

穴位埋线操作方法 选用一次性埋线针和00号线直刺0.5~0.8寸，局部酸胀，针感向前臂或手部放散。

孔最

定位 在前臂掌面桡侧，当尺泽与太渊连线上，腕横纹上7寸处。

穴位解剖 皮肤、皮下组织、肱桡肌、桡侧腕屈肌、旋前圆肌、指浅屈肌、拇长屈肌。皮肤由前臂外侧皮神经分布。在皮下，针经头静脉内侧，穿前臂筋膜，入肱桡肌。在桡动、静脉及其伴行的桡神经浅支的内侧，经上列各肌，逐肌深达拇长屈肌。以上诸肌，除肱桡肌由桡神经深支支配外，其他诸肌均由正中神经支配。

功用 清热止血，润肺理气。

主治病证 肺系疾病：咳嗽，气喘，咯血。经络组织疾病：肘臂挛痛。

穴位埋线操作方法 选用一次性埋线针和00号线直刺0 直刺0.5～1.0寸，局部酸胀。

列缺

定位 在前臂桡侧缘，桡骨茎突上方，腕横纹上1.5寸处。当肱桡肌与拇长展肌腱之间。简便取穴时两手虎口自然交叉，一手食指按在另一手的桡骨茎突上，当食指尖到达之凹陷处取穴。

穴位解剖 皮肤、皮下组织、拇长展肌腱、肱桡肌腱、旋前方肌、桡骨。皮肤由前臂外侧皮神经和桡神经的浅支双重分布，到达该穴区的神经纤维由第6颈神经组成；桡动脉有两条伴行静脉，位于肱桡肌内侧。动脉后方下段有拇长屈肌和旋前方肌。拇长展肌腱由桡神经的分支（骨间后神经）支配，到该肌的神经纤维由第6、7颈神经组成；肱桡肌由桡神经支配，到该肌的神经纤维由第5、6颈神经组成。

功用 止咳平喘，通经活络，利水通淋。

主治病证 头面五官疾病：头项强痛，咽喉肿痛，口眼㖞斜，齿痛；肺系疾病：咳嗽，气喘，咯血；经络组织疾病：腕痛，手腕无力。

穴位埋线操作方法 选用一次性埋线针和00号线羊肠线直刺0.5～0.8寸，局部酸胀，沉重或向肘放射。

9.2 手阳明大肠经

本经共有20穴。首穴商阳，末穴迎香。本经腧穴可主治眼、耳、口、牙、鼻、咽喉等器官病症，胃肠等腹部疾病、热病和本经脉所经过部位的病症。例如头痛、牙痛、咽喉肿痛、各种鼻病、泄泻、便秘、痢疾、腹痛、上肢屈侧外缘疼痛等。本经着重介绍穴位埋线常用的5个穴位。（图18）

手三里

定位 在前臂背面桡侧，当阳溪与曲池连线上，肘横纹下2寸。取法：侧腕屈肘，在阳溪与曲池的连线上，曲池下2寸处取穴。

穴位解剖 皮肤、皮下组织、前臂筋膜、桡侧腕长、短伸肌、旋后肌。皮肤由前臂外侧皮神经分布。针由皮肤经浅筋膜，穿前臂筋膜，入桡侧腕长、短伸

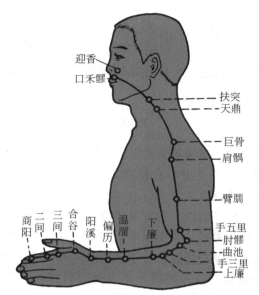

图 18　手阳明大肠经穴位图

肌，在桡神经深支的外侧，针可深低旋后肌。以上诸肌均由桡神经深支支配。

主治病证　经络组织疾病：肩臂麻痛，上肢不遂，肘挛不伸。

穴位埋线操作方法　选用一次性埋线针和 00 号线直刺 0.8～1.2 寸，局部酸胀沉重，或向前臂放散。

曲池

定位　在肘横纹外侧端，屈肘，当尺泽与肱骨外上髁连线中点。简便取穴为屈尽可能屈肘，当肘弯横纹尽头处。

穴位解剖　皮肤、皮下组织、前臂筋膜、桡侧腕长、短伸肌、肱桡肌、肱肌。皮肤由前臂后皮神经支配，到达该穴区的神经纤维由第 6 颈神经组成。皮下组织有上述皮神经的分支通过；以上诸肌中肱肌由肌皮神经支配，到该肌的神经纤维由第 5、6 颈神经组成；其他肌肉则由桡神经深支支配，到桡侧腕长、短伸肌的神经纤维由第 6、7 颈神经组成；到肱桡肌的神经纤维由第 5、6 颈神经组成。

功用　清热和营，降逆活络。

主治病证　头面五官疾病：齿痛，目赤痛，头痛，眩晕；皮肤及外科疾病：瘾疹，湿疹，痤疮，瘰疬；经络组织疾病：上肢不遂，手臂肿痛，膝关节炎，膝关节扭伤；其他疾病：发热，月经不调。

穴位埋线操作方法　选用一次性埋线针和 00 号羊肠线直刺 0.8～1.2 寸，局部酸胀或向上放射至肩部或向下放射至手指。

臂臑

定位　在臂外侧，三角肌止点处，当曲池与肩髃连线上，曲池上 7 寸。

穴位解剖　皮肤、皮下组织、三角肌。皮肤由臂外侧皮神经分布。浅筋膜稍厚，富有脂肪组织。针由皮肤、皮下组织，穿过三角肌中点。该肌由臂丛后束腋神经支配。

功用　清热明目，疏通经络。

主治病证　经络组织疾病：肩背痛，手不能向后伸弯，瘰疬。

穴位埋线操作方法　选用一次性埋线针和 00 号羊肠线直刺 0.5～1 寸，局部酸胀；或向上斜刺 1～2 寸，透入三角肌中，局部酸胀，可向整个肩部放散。

肩髃

定位　在肩部，三角肌上，臂外展，或向前平伸时，当肩峰前下方凹陷处。简便取穴为将上臂外展平举，肩关节部即可呈现出两个凹窝，前面一个凹窝中。

穴位解剖　皮肤、皮下组织、三角肌、三角肌下囊、冈上肌腱。皮肤由锁骨上神经的外侧支分布，到达穴区的神经纤维由第 4 颈神经组成；皮下组织有上述皮神经的分支通过；针刺处为三角肌的上部，该肌由腋神经支配，到该肌的神经纤维由第 5、6 颈神经组成；三角肌下囊为三角肌深面与肱骨大结节之间的滑液；冈上肌由肩胛上神经支配，到该肌的神经纤维由第 5 颈神经组成。

功用　通经活络，疏散风热。

主治病证　经络组织疾病：上肢不遂，肩痛不举，瘰疬。皮肤疾病：瘾疹，痤疮。

穴位埋线操作方法　选用一次性埋线针和 00 号羊肠线直刺或向下斜刺 0.8～1.5 寸，酸胀感扩散至肩关节周围或有触电感向臂部放散；或透刺极泉穴治疗肩周炎。

迎香

定位　在鼻翼外缘中点旁，当鼻唇沟中。

穴位解剖　皮肤、皮下组织、提上唇肌。皮肤由眶下神经分布，眶下神经是三叉神经第 2 支（上颌神经）的终支；皮下组织内有上述神经和面动、静脉的分支或属支；针由皮肤、浅筋膜而达提上唇肌，该肌由面神经的颊支支配。

功用　祛风通窍，理气止痛。

主治病证 头面五官疾病：鼻塞，鼻衄，口歪，面痒，面肿，上牙龈肿痛。

穴位埋线操作方法 选用一次性埋线针和 00 号羊肠线斜刺 0.3～0.5 寸，局部胀痛；向外上平刺 1.0～1.5 寸。局部酸胀，可扩散至鼻部，有时有眼泪流出。

9.3 足阳明胃经

本经共有 45 个穴位，首穴承泣，末穴厉兑。本经腧穴可治疗胃肠等消化系统，神经系统，呼吸系统，循环系统和头、眼、鼻、口、齿等器官病症和本经脉所经过部位的病症。例如：胃痛，腹胀，呕吐，泄泻，鼻衄，牙痛，口眼㖞斜，咽喉肿痛，热病，神志病及经脉循行部位疼痛等。本经着重介绍穴位埋线常用的 15 个穴位。（图 19）

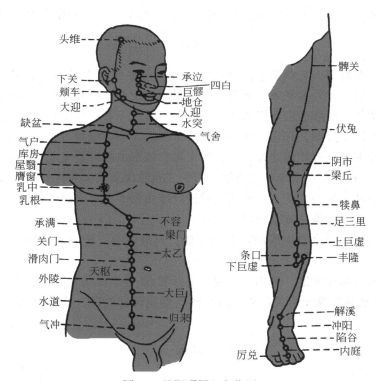

图 19　足阳明胃经穴位图

四白

定位 在面部，瞳孔直下，当眶下孔凹陷处。

穴位解剖 皮肤、皮下组织、眼轮匝肌、提上唇肌、眶下孔或上颌骨。皮肤由上颌神经的眶下神经分布。针由皮肤、皮下组织经眼轮匝肌和提上唇肌，深进眶下孔、眶下管，可能刺及孔、管内的眶下神经、动脉和静脉。针沿管下壁，可至近眶下壁后部结构。所经表情肌由面神经的颧支和颊支支配。

功用 祛风通络，明目止痛。

主治病证 头面五官疾病：目赤肿痛，三叉神经痛，面瘫，面肌痉挛。

穴位埋线操作方法 选用一次性埋线针和 00 号羊肠线直刺 0.2 ~ 0.3 寸，局部酸胀；或向外上方斜刺 0.5 寸。

地仓

定位 在面部，口角外侧，瞳孔直下。

穴位解剖 皮肤、皮下组织、口轮匝肌、笑肌和颊肌、咬肌。皮肤由上、下颌神经的分支双重支配。因针横向外刺，所以针由皮肤经皮下组织，穿口角外侧的口轮匝肌，该部肌质则由降口角肌、颊肌、提上唇肌、提上唇鼻肌的纤维交错。在面神经外侧，针行经笑肌和颊肌之间，再入咬肌。以上表情肌由面神经的分支支配，而咬肌则由下颌神经的咬肌神经支配。

功用 祛风止痛，舒筋活络。

主治病证 头面五官疾病：口歪，流涎，嘴角瞤动。

穴位埋线操作方法 选用一次性埋线针和 00 号羊肠线直刺 0.2 寸，局部胀痛；治面神经麻痹时向颊车方向平刺 1.0 ~ 2.5 寸；向迎香穴透刺治疗三叉神经痛，局部酸胀可扩散至半侧面部，有时出现口角牵掣感。

颊车

定位 在面颊部，下颌角前上方约一横指（中指），当咀嚼时咬肌隆起，按之凹陷处。简便取穴为上下牙齿用力咬紧，在隆起的咬肌高点处取穴。

穴位解剖 皮肤、皮下组织、咬肌。皮肤由耳大神经分布，该神经是颈丛皮支中最大的分支，由第 2、3 颈神经纤维组成；皮下组织内有上述皮神经和面神经下颌缘支的分支；咬肌受三叉神经第三支（下颌神经）的分支咬肌神经支配；向地仓透刺时，可经过笑肌、颧肌、降口角肌和口轮匝肌等结构，它们均为面部表情肌，受面神经的支配。

功用 祛风清热，开关通络。

主治病证 头面五官疾病：牙龈肿痛，颊肿，口眼㖞斜，口噤不语。

穴位埋线操作方法 选用一次性埋线针和 00 号羊肠线直刺 0.3 ~ 0.4 寸，局部酸胀；向地仓方向斜刺 0.8 ~ 1.5 寸，以治面神经麻痹；向上、下斜刺 0.5 ~

0.8 寸，以治上下牙痛，局部酸胀并向周围扩散。

下关

定位 在面部耳前方，当颧弓与下颌切迹所形成的凹陷中，下颌骨髁状突前方，闭口取穴。

穴位解剖 皮肤、皮下组织、腮腺、咬肌、上颌动静脉、翼外肌。皮肤由三叉神经的第 3 支（下颌神经）的耳颞神经支配。皮下组织内，有上述神经、面神经颧眶支及面横动静脉；腮腺实质内有面神经丛、耳颞神经、颞浅动静脉和上颌动静脉等穿过；咬肌受三叉神经第 3 支（下颌神经）的分支咬肌神经支配；翼外肌由三叉神经第 3 支（下颌神经）的分支翼外肌神经支配；针的深面是下牙槽神经、舌神经和脑膜中动脉。下牙槽神经、舌神经是三叉神经第 3 支的分支，脑膜中动脉是上颌动脉的重要分支，故此穴不宜针刺过深，以免引起严重出血。

功用 消肿止痛，聪耳通络。

主治病证 头面五官疾病：耳聋，耳鸣，齿痛，面痛，面瘫，口噤，牙关开合不利。

穴位埋线操作方法 埋线针选用一次性埋线针和 00 号羊肠线向下直刺 0.3 ～ 0.5 寸，周围酸胀或麻电感放散至下颌；略向后斜刺 1.0 ～ 1.5 寸，酸胀扩散至耳区；沿下颌骨向上、下齿平刺 1.5 ～ 2.0 寸，酸胀扩散至上下齿以治牙痛。

头维

定位 在头侧部，在额角发际上 0.5 寸，头正中线旁 4.5 寸。

穴位解剖 皮肤、皮下组织、颞肌上缘的帽状腱膜、腱膜下结缔组织、颅骨外膜。皮肤由眼神经的眶上神经支配。浅筋膜致密。颞筋膜为一层坚韧的纤维膜，紧紧地贴附于颞肌表面。针经上述结构，深进由下颌神经的颞深神经支配的颞肌质内。

功用 清利头目，解痉止痛。

主治病证 头面五官疾病：头痛，眩晕，目痛，迎风流泪，眼睑眴动。

穴位埋线操作方法 选用一次性埋线针和 00 号羊肠线向后平刺 0.5 ～ 0.8 寸，局部胀痛，可向周围扩散。

梁门

定位 在上腹部，当脐中上 4 寸，距前正中线 2 寸。

穴位解剖 皮肤、皮下组织、腹直肌鞘及鞘内腹直肌、腹横筋膜、腹膜下筋膜。皮肤由第 7、8、9 肋间神经的前皮支重叠支配。浅筋膜内浅静脉吻合丰富，形成网状。深部动脉有静脉伴行，并与浅静脉有广泛的交通。腹壁上动脉直接延续于胸廓内动脉，该动脉由胸腔，经膈肌附着部的胸肋三角至腹部，穿腹直肌鞘后层，继行于鞘后层和腹直肌之间而下降，然后穿入肌质内，分支并与腹壁下动脉的分支吻合。

功用　健脾和胃，调中理气。

主治病证　脾胃系疾病：胃痛，呕吐，食欲缺乏，腹胀，泄泻。

穴位埋线操作方法　选用一次性埋线针和 00 号羊肠线由上向下斜刺 0.5 ~ 0.8 寸，局部酸胀，并可出现胃部沉重感。

天枢

定位　在腹中部，距脐中 2 寸。

穴位解剖　皮肤、皮下组织、腹直肌鞘前层、腹直肌及腹壁下动静脉。皮肤由第 10 肋间神经皮支分布；皮下组织内有上述神经分支和腹壁浅动静脉；腹直肌由第 6 ~ 11 肋间神经和肋下神经支配，到此穴的是第 10 肋间神经纤维；腹壁下动脉是髂外动脉的分支，腹壁下静脉是髂外静脉的属支。

功用　健脾和胃，调中理气。

主治病证　脾胃系病：腹胀，肠鸣，泄泻，便秘，痢疾，肠痈，绕脐痛。妇产科疾病：月经不调，过时不止，崩漏，痛经，经闭带下，产后腹痛。

穴位埋线操作方法　选用一次性埋线针和 00 号羊肠线由上向下斜刺 0.8 ~ 1.2 寸，局部酸胀，针感可沿胃经下行至归来穴。

归来

定位　在下腹部，当脐中下 4 寸，距前正中线 2 寸。

穴位解剖　皮肤、皮下组织、腹直肌鞘前层、腹直肌、腹直肌鞘后层、腹横筋膜、腹膜下筋膜、腹膜壁层。皮肤由肋下神经和髂腹下神经的前皮支分布。腹膜下筋膜是位于腹横筋膜和腹膜壁层之间的疏松结缔组织，富有脂肪组织，该层筋膜向后与腹膜后间隙的疏松结缔组织相续。在腹膜外脂肪组织层中，有髂外血管、腹壁下动静脉、生殖股神经和髂外的淋巴结及其连属淋巴管等结构。

功用　活血化瘀，调经止痛。

主治病证　妇科疾病：月经不调，痛经，闭经，带下，阴挺。其他疾病：少腹疼痛，疝气。

穴位埋线操作方法　选用一次性埋线针和 00 号羊肠线由上向下斜刺 0.8 ~ 1.2 寸，局部酸沉；针尖略向耻骨联合处斜刺 1.5 ~ 2.0 寸，下腹有酸胀感，少数向小腹及外生殖器放散。

伏兔

定位 在大腿前面，当髂前上棘与髌底外侧端连线上，髌底上 6 寸。简便取穴为患者正坐屈膝位，医者以手掌后第一腕横纹置于膝盖上缘压于大腿上，当中指尖处取穴。

穴位解剖 皮肤、皮下组织、股直肌、股中间肌。皮肤有腰丛的肌神经前支分布。在股直肌和股中间肌之间，有旋股外侧动、静脉，两肌由股神经支配。

功用 散寒化湿，疏通经络。

主治病证 经络组织疾病：下肢麻痹，腰痛膝冷，脚气。

穴位埋线操作方法 选用一次性埋线针和 00 号羊肠线直刺 1.0 ~ 2.0 寸，局部酸胀，可下传至膝部。

梁丘

定位 屈膝，在大腿前面，当髂前上棘与髌底外侧端的连线上，髌底外缘上 2 寸。

穴位解剖 皮肤、皮下组织、股直肌和股外侧肌。浅层有股外侧皮神经和股前皮神经分布，深层有股神经的肌支分布。

功用 理气和胃，通经活络。

主治病证 脾胃系疾病：急性胃痛；经络组织疾病：下肢不遂，膝肿痛，不可屈伸，冷痹不仁。

穴位埋线操作方法 选用一次性埋线针和 00 号羊肠线斜刺 0.5 ~ 0.8 寸，局部酸胀，扩散至膝关节周围。

足三里

定位 在小腿前外侧，当犊鼻穴下 3 寸，距胫骨前缘外一横指（中指）。简便取穴为正坐屈膝位或仰卧位，以本人手四指相并，食指上缘放置于外膝眼（犊鼻穴）处，中指中节水平直下四横指处取穴，距离胫骨前嵴一横指处取穴。或用手从膝盖正中往下摸取胫骨粗隆，在胫骨粗隆外下缘直下 1 寸处是穴。

穴位解剖 皮肤、皮下组织、胫骨前肌、趾长伸肌、小腿骨间膜、胫骨后肌。皮肤有腓肠外侧皮神经分布，到该穴皮肤的神经纤维来自第 5 腰神经；皮下组织内有上述皮神经的分支；胫骨前肌由腓深神经支配，到该肌的神经纤维来自第 4、5 腰神经和第 1 骶神经；小腿骨间膜的前面由腓神经的分支支配，膜的后面由胫神经的分支支配；胫骨后肌由胫神经支配，到该肌的神经纤维来自第 5 腰神经和第 1 骶神经。

功用 健脾和胃，扶正培元，通经活络，升降气机。

主治病证 脾胃系疾病：胃脘痛，呕吐，呃逆，消化不良，疳积，腹胀，腹痛，肠鸣，泄泻，便秘，痢疾，肠痈。心系疾病：心悸，健忘，失眠，癫狂。妇科疾病：月经不调，崩漏，带下，阴挺，经闭，难产，产后血晕，胞衣不下，恶露不尽，癥瘕，不孕。肾系疾病：小便不利，遗尿，癃闭，淋证，白浊，疝气，遗精，阳痿，早泄，阴茎痛。肺系疾病：过敏性鼻炎，过敏性哮喘。外科疾病：乳痈，肠痈等。经络组织疾病：中风偏瘫，下肢痿痹，膝胫酸痛。其他疾病：一切虚证。

穴位埋线操作方法 选用一次性埋线针和00号羊肠线直刺1.0～2.0寸，局部酸胀；或针尖略向下斜刺，其针感可沿胃经下行至足；针尖略向上斜刺，部分针感可沿胃经逐渐循股走至髀关、归来、天枢等穴，少数走向胃腑、剑突处。

上巨虚

定位 在小腿前外侧，当犊鼻下6寸，距胫骨前缘一横指（中指）。

穴位解剖 皮肤、皮下组织、胫骨前肌、小腿骨间膜、胫骨后肌。浅层有腓肠外侧皮神经和隐神经双重分布。在胫骨前肌及其深面的趾长伸肌之间有胫前动、静脉及伴行的腓深神经经过。

功用 调和肠胃，通经活络。

主治病证 脾胃系疾病：肠鸣，腹痛，腹胀，泄泻，痢疾，便秘。经络组织疾病：下肢痿痹。

穴位埋线操作方法 选用一次性埋线针和00号羊肠线直刺0.5～1.2寸，局部酸胀；针尖略向上斜刺，针感沿胃经循膝股走至腹部。少数可上行至上腹部及胸部；略向下斜刺，其针感沿足阳明经走至足。

下巨虚

定位 在小腿前外侧，当犊鼻下9寸，距胫骨前缘一横指（中指）。

穴位解剖 皮肤、皮下组织、胫骨前肌、趾长伸肌、小腿骨间膜。浅层有腓肠外侧皮神经和隐神经双重分布。在胫骨前肌及其深面的趾长伸肌之间有胫骨前动、静脉及伴行的腓深神经。（参看上巨虚穴）

功用 调肠胃，通经络，安神志。

主治病证 脾胃系疾病：泄泻，痢疾，大便脓血，小腹痛，胃脘痛。经络组织疾病：中风偏瘫，下肢痿痹，足不履地，下肢水肿，腰脊痛引睾丸。

穴位埋线操作方法 9号或12号针和00～1号线直刺1.0～2.5寸，局部酸胀，可向下扩散至足背。

丰隆

定位　在小腿前外侧，当外踝尖上 8 寸，条口穴外，距胫骨前缘二横指（中指）。简便取穴为正坐屈膝或仰卧位，在条口穴后方 1 横指取穴，约当犊鼻与解溪的中点处。

穴位解剖　皮肤、皮下组织、趾长伸肌、拇长伸肌、小腿骨间膜、胫骨后肌。皮肤由腓肠外侧皮神经分布，到达该穴皮肤的神经纤维来自第 5 腰神经；皮下组织内有上述皮神经的分支；趾长伸肌与拇长伸肌由腓深神经支配，到达趾长伸肌的神经纤维来自第 4、5 腰神经和第 1 骶神经；胫骨后肌由胫神经支配，到该肌的神经纤维来自第 5 腰神经和第 1 骶神经。

功用　健脾化痰，和胃降逆，醒神开窍。

主治病证　脾胃系疾病：泄泻，胃脘痛。肺系疾病：咳嗽，气喘，痰多。肝系疾病：头痛，眩晕。心系疾病：癫狂、痫症。经络组织疾病：下肢痿痹，水肿。其他疾病：肥胖。

穴位埋线操作方法　选用一次性埋线针和 00 号羊肠线直刺 1.0 ~ 2.0 寸，针感可沿足阳明经至足，用于下肢痿痹、足肿等；针尖微向上方斜刺，针感可循经上传至髀关、天枢等穴处，少数可上至胃脘，甚至可上至缺盆、项部、头部头维处，用治上中三焦病变。

内庭

定位　在足背，当 2、3 趾间，趾蹼缘后方赤白肉际处。

穴位解剖　皮肤，皮下组织，趾长、短伸肌腱之间，第二、三跖骨间隙。皮肤由足背内侧皮神经的趾背神经分布，到该穴皮肤的神经纤维来自第 5 腰神经；皮下组织内有上述皮神经和静脉网；针由皮肤、浅筋膜穿足背深筋膜，在趾长伸肌（腱）和趾短伸肌腱的第 2、3 趾之间，深进入骨间肌。以上诸肌的神经支配为腓深神经。

功用　清胃泻火，理气止痛。

主治病证　脾胃系疾病：胃痛吞酸，消化不良，腹胀腹痛，泄泻，便秘，痢疾等。头面五官疾病：牙龈肿痛，口眼㖞斜。经络组织疾病：胫痛不可屈伸，足背肿痛。其他病：热病。

穴位埋线操作方法　选用一次性埋线针和 00 号羊肠线直刺或斜刺 0.5 ~ 1.0 寸，局部酸胀；针尖向上斜刺，针感可沿本经上行。

9.4 足太阴脾经

本经共有21个穴位，首穴隐白，末穴大包。本经腧穴可治疗脾、胃等消化系统病症。例如胃脘痛、恶心呕吐、嗳气、腹胀、便溏、黄疸、身重无力、舌根强痛及下肢内侧肿痛、厥冷等。本经着重介绍穴位埋线常用的5个穴位。（图20）

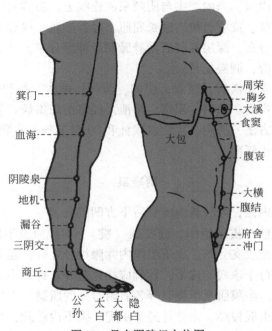

箕门
血海
阴陵泉
地机
漏谷
三阴交
商丘
公孙 太白 大都 隐白

周荣
胸乡
大溪
食窦
大包
腹哀
大横
腹结
府舍
冲门

图20 足太阴脾经穴位图

三阴交

定位 在小腿内侧，当足内踝尖上3寸，胫骨内侧缘后方。

穴位解剖 皮肤、皮下组织、趾长屈肌、胫骨后肌、长屈肌。皮肤由小腿内侧皮神经分布，到该穴皮肤的神经纤维来自第4腰神经；皮下组织，内有小腿内侧皮神经和大隐静脉；趾长屈肌、胫骨后肌、长屈肌由胫神经支配；到趾长屈肌的神经纤维来自第5腰神经和第1骶神经。

功用 健脾胃，益肝肾，调经带。

主治病证 脾胃系疾病：肠鸣，腹胀，泄泻，便秘，水肿。妇科疾病：月经不调，崩漏，带下，阴挺，经闭，难产，产后血晕，胞衣不下，恶露不尽，癥

33

瘕，不孕。肾系疾病：小便不利，遗尿，癃闭，淋证，白浊，疝气，遗精，阳痿，早泄，阴茎痛。心系疾病：心悸，失眠，高血压。皮肤病：荨麻疹，痤疮、湿疹。肺系疾病：过敏性鼻炎，过敏性哮喘。经络组织疾病：下肢痿痹。

穴位埋线操作方法 选用一次性埋线针和 00 号羊肠线直刺 0.5～1.0 寸，局部酸胀，可有麻电感向足底放散或酸胀感扩至膝关节和股内侧。

地机

定位 在小腿内侧，当内踝尖与阴陵泉的连线上，阴陵泉下 3 寸。

穴位解剖 皮肤、皮下组织、趾长屈肌、胫骨后肌。浅表有大隐静脉和隐神经的小腿内侧皮支分布，深层有胫后动静脉和胫神经分布。

功用 健脾渗湿，调经止带。

主治病证 脾胃系疾病：腹胀，腹痛，泄泻，痢疾。妇科疾病：月经不调，痛经，崩漏。肾系疾病：遗精，阳痿，早泄。经络组织疾病：下肢痿痹。

穴位埋线操作方法 选用一次性埋线针和 00 号羊肠线直刺 0.5～0.8 寸，局部酸胀，可扩散至小腿部。

阴陵泉

定位 在小腿内侧，当胫骨内侧髁后下方凹陷处。

穴位解剖 皮肤、皮下组织、缝匠肌（腱）、半膜肌及半腱肌（腱）。浅表有隐神经的小腿内侧皮支分布。皮下组织内除隐神经之外，还有与神经伴行的大隐静脉。该静脉正行于该穴的皮下，针刺应注意避开。针穿小腿深筋膜，经胫骨粗隆内侧的缝匠肌、半膜肌及半腱肌等各肌附着处的肌腱，向后经胫骨内侧缘进入腘肌。以上诸肌由股神经、坐骨神经等支配。膝下内动脉，发自腘动脉，向内下方，经胫侧副韧带和胫骨内侧髁之间，构成膝关节网，并发分支营养胫骨及附近肌腱。

功用 健脾利湿，通经活络。

主治病证 脾胃系疾病：腹胀，腹痛，泄泻，痢疾，便秘，水肿，黄疸。妇科疾病：妇人阴痛，带下。肾系疾病：阴茎痛，遗精。经络组织疾病：膝痛，转筋。

穴位埋线操作方法 选用一次性埋线针和 00 号羊肠线直刺 1.0～2.0 寸，局部酸胀，针感可向下扩散。

血海

定位 屈膝，在大腿内侧，髌底内侧端上 2 寸，当股四头肌内侧头的隆起处。简便取穴为正坐屈膝位，医生面对病人，用左手掌心按在病人右膝髌骨上缘，二至五指向上伸直，拇指向内侧约呈45°斜置，当拇指尖下是穴。

穴位解剖 皮肤、皮下组织、股四头肌内侧肌（股内侧肌）、股骨前内侧缘。针由皮肤、浅筋膜穿大腿阔筋膜，进入股内侧肌。皮肤有股前皮神经和大隐静脉的属支分布，到该穴皮肤的神经纤维来自第3腰神经；股内侧肌由股神经支配，到该肌的神经纤维来自第2到第4腰神经。

功用 理血调经，健脾化湿。

主治病证 妇科疾病：月经不调，痛经，经闭，崩漏。皮肤疾病：湿疹，瘾疹，痤疮。经络组织疾病：膝痛。

穴位埋线操作方法 选用一次性埋线针和00号羊肠线直刺0.8~1寸，局部酸胀，可向髌部放散。

大横

定位 在腹中部，距脐中4寸。

穴位解剖 皮肤、皮下组织、腹外斜肌、腹内斜肌、腹横肌、腹横筋膜、腹膜下筋膜。皮肤由第9、10、11肋间神经的前皮支重叠分布。浅筋膜渐薄，内有腹壁浅动、静脉及胸神经前支和外侧支。腹肌由胸神经和第1腰神经前支支配。

功用 温中散寒，调理肠胃。

主治病证 脾胃系疾病：腹胀，腹痛，泄泻，痢疾，便秘；其他疾病：肥胖。

穴位埋线操作方法 选用一次性埋线针和00号羊肠线直刺0.8~1.2寸，局部酸胀。

9.5 手少阴心经

本经共9个穴位，首穴极泉，末穴少冲。本经腧穴可主治胸、心、循环系统病症、神经精神系统病症以及经脉循行所过部位的病症。例如心痛、心悸、失眠、咽干、口渴、癫狂及上肢内侧后缘疼痛等。本经着重介绍穴位埋线常用的2个穴位。（图21）

通里

定位 在前臂掌侧，当尺侧腕屈肌腱的桡侧缘，腕横纹上1寸。

穴位解剖 皮肤、皮下组织、桡侧腕屈肌、指深屈肌、旋前方肌。浅表有前臂内侧皮神经分布。针由皮肤、皮下组织穿前臂深筋膜，在尺动、静脉和尺神经

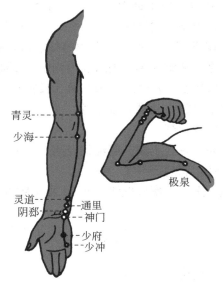

图 21　手少阴心经穴位图

的桡侧穿尺侧腕屈肌（腱），进入指深屈肌，再经前臂屈肌后间隙达旋前方肌。

功用　养心安神，通经活络。

主治病证　心系疾病：心痛，心悸。经络组织疾病：肘臂挛痛，手指麻木。其他疾病：暴喑，舌强不语。

穴位埋线操作方法　选用一次性埋线针和 00 号羊肠线直刺 0.3～0.5 寸，局部酸胀，针感可下行传到无名指或小指，或循心经上行至前臂、肘窝，个别可走向胸部。

神门

定位　在腕部，腕掌侧横纹尺侧端，尺侧腕屈肌腱的桡侧凹陷处。

穴位解剖　皮肤、皮下组织、尺侧腕屈肌腱桡侧缘。针由皮肤、皮下组织，于尺侧腕屈肌（腱）的桡侧穿前臂深筋膜，经尺神经、尺动静脉的内侧达尺骨小头的前面骨膜。皮肤由前臂内侧皮神经和尺神经的掌支双重分布，到达该区的神经纤维由第 8 颈神经组成；尺侧腕屈肌（腱）由尺神经支配，到达该肌的神经纤维由第 8 颈神经和第 1 胸神经组成；针的桡侧有尺神经及尺动静脉通过，针稍偏向桡侧即可刺中。

功用　益心安神，通经活络。

主治病证　本穴为治精神病和心脏病的要穴。心系疾病：心痛，心悸，惊悸，怔忡，健忘，失眠，痴呆，癫狂，痫证。经络组织疾病：咽干，腕痛，指麻。

穴位埋线操作方法 选用一次性埋线针和 00 号羊肠线直刺 0.3~0.5 寸，局部胀痛；或向上平刺透灵道穴，局部酸胀，可有麻电感向指端放散。

9.6 手太阳小肠经

本经共有 19 个穴位，首穴少泽，末穴为听宫。本经腧穴可主治腹部小肠与胸、心、咽喉病症，神经方面病症，头、颈、眼、耳病症，热病和本经脉所经过部位的病症。例如少腹痛、腰脊痛引睾丸、耳聋、目黄、咽喉肿痛、癫狂及肩臂外侧后缘痛等。本经着重介绍穴位埋线常用的 7 个穴位。（图 22）

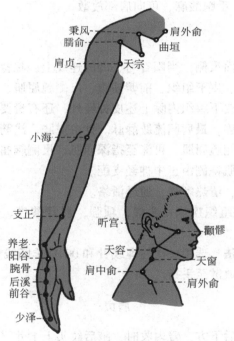

图 22 手太阳小肠经穴位图

养老

定位 在前臂背面尺侧，当尺骨小头近端桡侧凹陷中。简便取穴为屈肘，掌心向胸，在尺骨小头的桡侧缘上，与尺骨小头最高点平齐的骨缝中取穴。或掌心向下，用另一手指按捺在尺骨小头的最高点上；然后掌心转向胸部，当手指滑入的骨缝中取穴。

穴位解剖 皮肤、皮下组织、前臂筋膜、前臂骨间膜。皮肤浅表有前臂后皮神经分布。皮下组织内除此神经外，有贵要静脉和头静脉的起始行经。针由皮肤、浅筋膜穿前臂深筋膜，在指伸肌腱和小指伸肌腱之间经过，穿经其深面的骨间背侧动、静脉及神经，而达桡、尺骨下端骨间膜。腕背侧（动脉）网位于腕骨及桡、尺骨下端的背面。由桡、尺动脉的腕背支、骨间掌侧和骨间背侧动脉的末端组成。

功用 清利头目，舒筋活络。

主治病证 头面五官疾病：目视不明，耳鸣耳聋。经络组织疾病：肩背肘臂痠痛，项强。其他疾病：急性腰痛。

穴位埋线操作方法 掌心向胸时，选用一次性埋线针和 00 号羊肠线向肘方向斜刺 0.5～0.8 寸，手腕酸麻，可向肩部放散。

支正

定位 在前臂背面尺侧，当阳谷与小海的连线上，腕背横纹上 5 寸。

穴位解剖 皮肤、皮下组织、前臂筋膜、尺侧腕屈肌、指深屈肌。皮肤由前臂内侧皮神经分布。皮下组织内除上述皮神经外，还有贵要静脉，该静脉以不同形式与肘正中静脉相连，最后归流肱静脉。针由皮肤、浅筋膜在贵要静脉的后方穿前臂深筋膜，入尺侧腕屈肌，再深至指深屈肌。尺侧腕屈肌和指深屈肌的尺侧半由尺神经支配，该肌桡侧由正中神经支配。

功用 安神定志，清热解表，通经活络。

主治病证 经络组织疾病：头痛，项强，肘臂酸痛。其他疾病：热病，疔疮，疣症，癫狂。

穴位埋线操作方法 选用一次性埋线针和 00 号羊肠线直刺或斜刺 0.5～0.8 寸，局部重胀，向下放散至手指。

肩贞

定位 在肩关节后下方，臂内收时，腋后纹头上 1 寸（指寸）。

穴位解剖 皮肤、皮下组织、三角肌筋膜、三角肌、肱三头肌、大圆肌、背阔肌。皮肤由腋神经的下支臂上外侧皮神经分布。皮下组织致密，富有脂肪。针由皮肤、皮下组织在三角肌的后部，穿该肌表面深筋膜入肌质内。以后，针可依序入桡神经肌支支配的肱三头肌长头，肩胛下神经支配的大圆肌和胸背神经支配的背阔肌（腱），可深达腋腔。

功用 清头聪耳，通经活络。

主治病证 经络组织疾病：手臂麻痛，肩背疼痛。

穴位埋线操作方法 选用一次性埋线针和 00 号羊肠线向外斜刺 1 ~ 1.5 寸或向前腋缝方向透刺，肩部及肩胛部酸胀，有时可有麻电感向肩及指端传导。

天宗

定位 在肩胛部，当冈下窝中央凹陷处，与第四胸椎相平。简便取穴为正坐或俯伏位，在冈下缘与肩胛骨下角的等分线上，当上、中 1/3 交点处。

穴位解剖 皮肤、皮下组织、斜方肌筋膜、斜方肌、冈下肌。皮厚，由第三、四、五胸神经后支的外侧皮神经重叠分布。皮下组织内布有旋肩胛动、静脉的分支。针由皮肤、浅筋膜穿斜方肌表面的背部深筋膜入该肌及其深面的冈下肌。前肌由第十一脑神经—副神经支配，后肌由臂丛的肩胛上神经支配。

功用 舒筋活络，消肿止痛。

主治病证 经络组织疾病：颈肩部、肩胛酸痛不举。其他疾病：乳痈，气喘。

穴位埋线操作方法 选用一次性埋线针和 00 号羊肠线直刺或向四周斜刺 0.5 ~ 1 寸，局部酸胀，或向背部放散。

肩外俞

定位 在背部，当第 1 胸椎棘突下，旁开 3 寸。

穴位解剖 皮肤、皮下组织、斜方肌筋膜、斜方肌、肩胛提肌。皮肤较厚，由第八颈神经和第一、二胸神经后支的内侧皮支重叠分布。浅筋膜致密，有少量脂肪。针由皮肤、浅筋膜穿斜方肌表面的背深筋膜入该肌，继进至肩胛提肌。前肌由副神经支配，后肌由肩胛背神经支配。两肌之间有颈横动、静脉经过。

功用 舒筋活络，祛风止痛。

主治病证 经络组织疾病：肩背疼痛，颈项强急。

穴位埋线操作方法 选用一次性埋线针和 00 号羊肠线向外斜刺 0.5 ~ 0.8 寸，局部酸胀。不可深刺，以防气胸。

肩中俞

定位 在背部，当第 7 颈椎棘突下，督脉旁开 2 寸。

穴位解剖 皮肤、皮下组织、斜方肌筋膜、斜方肌、肩胛提肌、小菱形肌。皮肤由第八颈神经和第一、二胸神经后支的外侧支分布。浅筋膜致密，纤维呈束状，束间有少量脂肪。针经皮肤、皮下组织，穿斜方肌表面的背部筋膜入该肌，依序深进其深面的小菱形肌及肩胛提肌相重叠部分。前肌为副神经支配，后肌为肩胛背神经支配。

功用 解表宣肺，通络止痛。

主治病证 肺系疾病：咳嗽，气喘，咳血。经络组织疾病：肩背疼痛。

穴位埋线操作方法 选用一次性埋线针和 00 号羊肠线斜刺 0.5 ~ 0.8 寸，局部酸胀。

颧髎

定位 在面部，当目外眦直下，颧弓下缘凹陷处。

穴位解剖 皮肤、皮下组织、颧肌、咬肌、颞肌。皮肤由上颌神经的眶下神经分布。皮下组织内的筋膜疏松，以纤维束连于真皮和肌质，其间有面横动、静脉经过。针由皮肤、浅筋膜进入面神经颧支支配的颧肌，进而入咬肌及颞肌，该二肌由下颌神经的咬肌支和颞深前、后神经支配。

功用 祛风解痉，消肿止痛。

主治病证 头面五官疾病：口歪，眼睑瞤动，齿痛，面痛，颊肿。

穴位埋线操作方法 选用一次性埋线针和 00 号羊肠线斜刺或平刺 0.5 ~ 1 寸，局部酸胀，可扩散至半侧颜面部。

9.7 足太阳膀胱经

本经共有 67 个穴位，首穴睛明，末穴至阴。本经腧穴可主治泌尿生殖系统、精神神经系统、呼吸系统、循环系统、消化系统的病症及本经所过部位的病症。例如：癫痫、头痛、目疾、鼻病、遗尿、小便不利及下肢后侧部位的疼痛等症。本经着重介绍穴位埋线常用的 20 个穴位。（图 23）

攒竹

定位 在面部，当眉头内侧凹陷处。

穴位解剖 皮肤、皮下组织、枕额肌、眼轮匝肌。皮肤由额神经的滑车上神经支配。皮下组织内有眶上动、静脉的分支。枕额肌的额腹和眼轮匝肌的眶部肌纤维互相移行。以上诸肌均属表情肌，由面神经的颞支支配。动脉来自眼动脉的终支额动脉。

功用 清热明目，祛风通络。

主治病证 头面五官疾病：头痛，眉棱骨痛，面瘫，面痛，目视不明，目赤肿痛，眼睑下垂。其他疾病：癫痫，呃逆等。

穴位埋线操作方法 选用一次性埋线针和 00 号羊肠线向下斜刺 0.3 ~ 0.5 寸以治疗目疾；平刺 0.5 ~ 1 寸透鱼腰穴，治疗头痛，面神经麻痹等，局部酸痛。

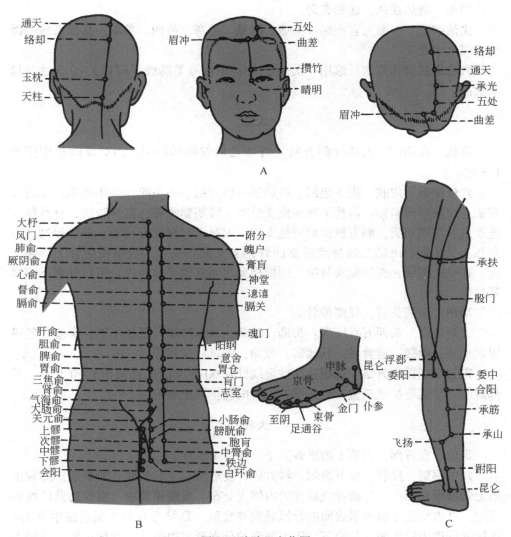

图 23　膀胱经穴位图

通天

定位　在头部，当前发际正中直上 4 寸，旁开 1.5 寸。

穴位解剖　皮肤、皮下组织、帽状腱膜、腱膜下结缔组织、骨膜。皮肤由眶上神经分布。该神经为额神经的最后分支，行于眶顶壁和上睑提肌之间，经眶上切迹达额部，其终末支与眶上动脉伴行上升，分布于骨膜及颅顶部皮肤，包括额区，顶区直至人字缝。

功用 清热祛风，通利鼻窍。

主治病证 头面五官疾病：头痛，眩晕，鼻塞，鼻渊，鼻衄。其他疾病：癫痫，煤气中毒。

穴位埋线操作方法 选用一次性埋线针和 00 号羊肠线平刺 0.3~0.5 寸，局部酸痛。

天柱

定位 在项部，大筋（斜方肌）外缘之后发际凹陷中，当后发际正中旁开 1.3 寸。

穴位解剖 皮肤、皮下组织、项筋膜、斜方肌、头夹肌、头半棘肌、头后大直肌。皮肤厚而坚韧，由枕下神经皮支分布。浅筋膜致密，富有脂肪，有纤维束连于皮肤与项筋膜，斜方肌由副神经支配，该肌上部深面有枕动、静脉经过。头夹肌、头半棘肌由第二颈神经后支的外侧支支配。头后大直肌则由枕下神经支配。在肌肉深层，寰椎侧块与第二颈椎横突之间有椎动脉经过，所以针刺不宜盲目过深。

功用 清利头目，强筋健骨。

主治病证 头面五官疾病：头痛，眩晕，目赤肿痛，目视不明，鼻塞。经络组织疾病：项强，肩背痛。其他病：癫痫，中风后遗症等。

穴位埋线操作方法 选用一次性埋线针和 00 号羊肠线直刺 0.5~0.8 寸，局部酸胀，针感可扩散至整个后头部；也可向前扩散至眼部。

大杼

定位 在背部，当第 1 胸椎棘突下，旁开 1.5 寸。

穴位解剖 皮肤、皮下组织、斜方肌、菱形肌、上后锯肌、骶棘肌。皮肤由第七颈神经和第一、二胸神经后支的内侧支分布。浅筋膜致密，由脂肪及纤维束组成。纤维束连于斜方肌表面的背深筋膜与皮肤。副神经在斜方肌前缘中下 1/3 连接处深进该肌下面，与第三、四颈神经的分支形成神经丛，支配该肌。针经上列结构深进，可进第一肋间隙，或经横突间肌及其韧带，如盲目进针，经胸内筋膜，穿胸膜腔至肺，极易造成气胸。

功用 强筋骨，清邪热。

主治病证 肺系疾病：咳嗽，发热。经络组织疾病：项强，肩背痛。

穴位埋线操作方法 选用一次性埋线针和 00 号羊肠线由下、向上或向棘突方向斜刺 0.5~0.8 寸，局部酸胀，针感可向肋间或肩部扩散。

风门

定位 在背部，当第2胸椎棘突下，旁开1.5寸。

穴位解剖 皮肤、皮下组织、斜方肌、小菱形肌、上后锯肌、骶棘肌。皮肤由第一、二、三胸神经后支的内侧皮支分布。斜方肌由副神经支配；菱形肌由肩胛背神经支配，该神经由臂丛发出，由肩胛提肌前缘，经该肌和菱形肌的深面，沿肩胛骨的内侧缘下降，达该骨下角，分支支配大、小菱形肌和肩胛提肌。针经上述结构后，可深至第二肋间结构，其胸腔相对应器官是胸膜腔及肺，所以要掌握针刺的深度。

功用 宣肺止咳，祛风通络。

主治病证 外感疾病：伤风咳嗽，发热，头痛。经络组织疾病：项强，胸背痛。

穴位埋线操作方法 选用一次性埋线针和00号羊肠线向下、向上或向棘突方向斜刺斜刺0.5~0.8寸，局部酸胀，针感可扩散至肋间及肩部。

肺俞

定位 在背部，当第3胸椎棘突下，旁开1.5寸。

穴位解剖 皮肤、皮下组织、斜方肌、菱形肌、上后锯肌腱膜、竖脊肌（骶棘肌）。皮肤由第三胸神经后支的内侧皮支分布；皮下组织有上述皮神经的分支通过；斜方肌由副神经和第3、4颈神经支配；菱形肌由肩胛背神经支配，到该肌的神经纤维由第5颈神经组成；上后锯肌由第1、2、3、4肋间神经支配；竖脊肌（骶棘肌）由脊神经后支节段性支配，到穴区肌肉的神经主要是第3、4胸神经后支的外侧支。

功用 宣肺解表，益气滋阴。

主治病证 肺系疾病：咳嗽，气喘，咯血。其他疾病：癫狂，腰背痛。

穴位埋线操作方法 选用一次性埋线针和00号羊肠线向上、向上或向棘突方向斜刺0.5~0.8寸，局部酸胀，针感可扩散至肋间。

心俞

定位 在背部，当第5胸椎棘突下，旁开1.5寸。

穴位解剖 皮肤、皮下组织、斜方肌、菱形肌、竖脊肌。该穴部位的感觉由第5胸神经后支的皮神经传入；皮下组织内有皮神经及皮下静脉；斜方肌受副神经支配，为第11对脑神经；菱形肌由肩胛背神经支配，其神经纤维来自第4、5、6颈神经；针刺该穴以不穿过竖脊肌为安全。

功用 宽胸理气，养心安神。

主治病证 心系疾病：心痛，惊悸，失眠，癫痫等。经络组织疾病：背脊痛等。

穴位埋线操作方法 选用一次性埋线针和 00 号羊肠线向上、向上或向棘突方向斜刺 0.5～0.8 寸，局部酸胀，针感可沿季胁到达前胸。

膈俞

定位 在背部，当第 7 胸椎棘突下，旁开 1.5 寸。简便取穴为正坐低头或俯卧位，当肩胛下角的平行线上，后背正中线至肩胛骨内侧缘连线的中点之垂线交点处取穴。

穴位解剖 皮肤、皮下组织、斜方肌、背阔肌、骶棘肌。皮肤由第六、七、八胸神经后支内侧支重叠分布。背阔肌由臂丛后束发出的胸背神经支配，该神经沿肩胛下肌腋窝缘下降，与肩胛下动脉的延续部，胸背动脉伴行至该肌。

功用 宽胸理气，养血止血。

主治病证 脾胃系疾病：胃痛，呕吐，呃逆，便血。肺系疾病：咳嗽，吐血，气喘。皮肤疾病：瘾疹，湿疹，痤疮。经络组织疾病：脊背痛。

穴位埋线操作方法 选用一次性埋线针和 00 号羊肠线向上、向上或向棘突方向斜刺 0.5～0.8 寸，局部酸胀，针感可扩散至肋间。

肝俞

定位 在背部，当第 9 胸椎棘突下，旁开 1.5 寸。

穴位解剖 皮肤、皮下组织、斜方肌、背阔肌、竖脊肌。皮肤由第 9 胸神经后支的皮支分布；皮下组织有上述皮神经的分支通过；斜方肌由副神经和第 3、4 颈神经前支支配；背阔肌由胸背神经支配，到该肌的神经纤维由第 6、7、8 颈神经组成；竖脊肌由脊神经后支节段性支配，到该区肌肉的神经主要是第 9、10 胸神经后支的内侧支。

功用 疏肝利胆，清肝明目。

主治病证 肝系疾病：黄疸，胁痛，目赤，目痛，目视不明，雀目。心系疾病：眩晕，癫狂、痫证。经络组织疾病：脊背痛。

穴位埋线操作方法 正选用一次性埋线针和 00 号羊肠线向上、向上或向棘突方向斜刺 0.5～0.8 寸，局部酸胀，针感可扩散至肋间。

胆俞

定位 在背部，当第 10 胸椎棘突下，旁开 1.5 寸。

穴位解剖 皮肤、皮下组织、斜方肌下缘、背阔肌、竖脊肌。皮肤由第十胸神经后支的皮支分布；皮下组织有上述皮神经的分支通过；斜方肌由副神经和第3、4颈神经前支支配；背阔肌由胸背神经支配，到该肌的神经纤维由第6、7、8颈神经组成；竖脊肌由脊神经后支节段性支配，到该区肌肉的神经主要是第10、11胸神经后支的内侧支。

功用 疏肝利胆，清热化湿。

主治病证 肝系疾病：黄疸，口苦，呕吐，胁痛，食不化。

穴位埋线操作方法 选用一次性埋线针和00号羊肠线向上、向上或向棘突方向斜刺0.5~0.8寸，局部酸胀，针感可扩散至肋间。

脾俞

定位 在背部，当第11胸椎棘突下，旁开1.5寸。

穴位解剖 皮肤、皮下组织、胸腰筋膜浅层、背阔肌、下后锯肌、竖脊肌。皮肤由第十、十一、十二胸神经后支的外侧支分布。皮下组织有上述皮神经的分支通过；胸腰筋膜浅层位于竖脊肌浅面，竖脊肌由脊神经后支节段性支配，到该区肌肉的神经主要是第11、12胸神经。

功用 健脾利湿，升清降浊。

主治病证 脾胃系疾病：呕吐，纳呆，食不化，腹胀，泄泻，痢疾。经络组织疾病：背痛。

穴位埋线操作方法 选用一次性埋线针和00号羊肠线向上、向上或向棘突方向斜刺0.5~0.8寸，局部酸胀，针感可扩散至腰间。

胃俞

定位 在背部，当第12胸椎棘突下，旁开1.5寸。

穴位解剖 皮肤、皮下组织、胸腰筋膜浅层、背阔肌腱膜、下后锯肌腱膜、竖脊肌。皮肤由第十二胸神经后支的皮支分布；皮下组织有上述皮神经的分支通过；胸腰筋膜浅层位于竖脊肌浅面，竖脊肌由脊神经后支节段性支配，到该区肌肉的神经主要是第12胸神经后支的内侧支和第1腰神经后支的内侧支。

功用 和胃降逆，健脾理中。

主治病证 脾胃系疾病：胃痛，呕吐，呃逆，腹胀，肠鸣。经络组织疾病：背脊痛。

穴位埋线操作方法 选用一次性埋线针和00号羊肠线向上、向上或向棘突方向斜刺0.5~0.8寸，局部酸胀，针感可扩散至腰部及腹部。

肾俞

定位 在腰部，当第2腰椎棘突下，旁开1.5寸。

穴位解剖 皮肤、皮下组织、胸腰筋膜浅层和背阔肌腱膜、竖脊肌。皮肤由第二腰神经后支的内侧支分布；皮下组织有上述皮神经的分支通过；胸腰筋膜浅层位于竖脊肌浅面，也是背阔肌的起始筋膜，此层筋膜易受劳损，导致腰痛；此层筋膜深面有由第1、2、3腰神经后支的外侧支构成的臀上皮神经通过，刺及此神经，可产生臀部触电感；竖脊肌由脊神经后支节段性支配，到该区肌肉的神经主要是第2、3腰神经后支的内侧支；竖脊肌深面有横突脊肌等背深部的小肌肉，在背深部肌肉与腹后壁肌肉之间，有由第12胸神经和第1、2、3腰神经交织而成的腰丛神经通过。刺及该神经丛，有触电感至臀部及大腿前内侧放射。

功用 益肾强腰，助阳利水。

主治病证 肾系疾病证：阳痿、早泄、遗精、遗尿、头晕，耳聋，耳鸣，腰膝酸软。妇科疾病：月经不调，带下。

穴位埋线操作方法 12号一次性埋线针和00号羊肠线直刺，向上、向上或向棘突方向斜刺0.8～1寸，局部酸胀，有麻电感向臀部及下肢放散。

次髎

定位 在骶部，当髂后上棘内下方，适对第二骶后孔处。简便取穴为俯卧位，用食、中、次、小指四指分别按于19～21椎下，向外横行约一横指，指尖所到凹陷处是穴。在第二骶后孔处取穴。

穴位解剖 皮肤、皮下组织、骶棘肌、第二骶后孔。穴位分布有骶外侧动静脉后支。为第2骶神经后支通过处。

功用 补益下焦，分清泌浊。

主治病证 妇科疾病：月经不调，痛经，带下。肾系疾病：小便不利，疝气，遗精。经络组织疾病：腰骶痛，下肢痿痹。

穴位埋线操作方法 选用一次性埋线针和00号羊肠线向内横刺0.8～1寸，局部酸胀，有麻电感向骶部。

委中

定位 在腘横纹中点，当股二头肌腱与半腱肌肌腱的中间。

穴位解剖 皮肤、皮下组织、腓肠肌内、外侧头之间、腘窝动静脉。皮肤由股后皮神经分布，到该穴皮肤的神经纤维来自第2骶神经；皮下组织内有小隐静脉和股后皮神经的分支；腓肠肌内外侧头均由胫神经支配，到该肌的神经纤维来自第1、2骶神经；穴位正中有胫神经，由第4、5腰神经和第1至第3骶神经的纤维组成；针的深面有腘窝动静脉，均属中等大血管，故不宜盲目深刺，以免造成出血。

功用 舒筋活络，泄热清暑，凉血解毒。

主治病证 经络组织疾病：背痛，腰痛，下肢痿痹。皮肤疾病：丹毒，瘾疹，皮肤瘙痒，疔疮。

穴位埋线操作方法 选用一次性埋线针和00号羊肠线直刺0.5～1寸，局部酸麻胀重，有麻电感向足部放散。

膏肓

定位 在背部，当第4胸椎棘突下，旁开3寸。

穴位解剖 皮肤、皮下组织、斜方肌筋膜、斜方肌、菱形肌、第四肋间隙。皮肤由第三、四、五胸神经后支内侧支分布。（参看心俞等穴）

功用 补虚益损，调理肺气。

主治病证 肺系疾病：肺痨，咳嗽，气喘，盗汗，咯血。经络组织疾病：项强，肩背痛。

穴位埋线操作方法 选用一次性埋线针和00号羊肠线向上、向上或向棘突方向斜刺0.5～0.8寸，局部酸胀，针感可向肩胛部放散。

志室

定位 在腰部，当第2腰椎棘突下，旁开3寸。

穴位解剖 皮肤、皮下组织、背阔肌、竖脊肌、腰方肌。皮肤由第一、二、三腰神经后支的外侧支重叠分布。腰三角位于志室穴稍外侧，由背阔肌下缘、腹外斜肌后缘和髂嵴后部之间围成，其底为腹内斜肌。该三角为腹壁薄弱区，易发生腰疝。

功用 益肾固精，清热利湿，强壮腰膝。

主治病证 肾系疾病：遗尿，小便不利，遗精，阳痿。经络组织疾病：腰脊强痛。

穴位埋线操作方法 选用一次性埋线针和00号羊肠线向上、向上或向棘突方向斜刺0.5～0.8寸，局部酸胀，针感可向臀部放散。

秩边

定位 在臀部，平第4骶后孔，骶正中嵴旁开3寸。

穴位解剖 皮肤、皮下组织、臀大肌。皮肤由第一、二、三腰神经后支形成的臀上皮神经分布。针由皮肤、浅筋膜穿臀肌浅膜，经臀大肌直刺梨状肌或其下方的结构。梨状肌起于骶前孔外侧，经坐骨大孔，在臀大肌深面，向外止于股骨大转子。该肌将坐骨大孔分成梨状肌上、下孔，为支配和营养臀部和下肢主要神经、血管出入部位。在梨状肌下孔内，穿经该孔的结构由外向内依次有：坐骨神经、股后皮神经、臀下神经、臀下动静脉、阴部内动静脉和阴部神经。

功用 舒筋活络，强壮腰膝，调理下焦。

主治病证 肾系疾病：阴痛，小便不利。肛肠外科疾病：痔疮，脱肛。经络组织疾病：腰骶痛，下肢痿痹。

穴位埋线操作方法 选用一次性埋线针和00号羊肠线直刺1.5～3寸，局部酸胀，有麻电感向下肢放散，用以治疗下肢痿痹，坐骨神经痛等；斜刺2.5～4寸，针尖向前阴方向呈80度角，针感向少腹及前阴方向放散，治疗前阴及少腹疾病；斜刺1.5～2寸，针尖向肛门方向呈70°角，针感向肛门方向放散，以治疗痔疮，脱肛。

承山

定位 在小腿后面正中，委中与昆仑之间，当伸直小腿或足跟上提时腓肠肌肌腹下出现尖角凹陷处。

穴位解剖 皮肤、皮下组织、腓肠肌、比目鱼肌、胫神经。皮肤由腓肠内侧皮神经分布，到该穴皮肤的神经纤维来自第4腰神经；皮下组织内有上述皮神经和小隐静脉；腓肠肌、比目鱼肌由胫神经支配，到达腓肠肌的神经纤维来自第1、2骶神经；穴位深处为胫神经，刺中会有触电感至足底。

功用 理气止痛，舒筋活络，消痔。

主治病证 肛肠外科病：痔疮，脱肛。经络组织疾病：腰腿拘急痛，腿肚转筋。

穴位埋线操作方法 选用一次性埋线针和00号羊肠线直刺0.7～1寸，局部酸胀，针感可向足底放散。

飞扬

定位 在小腿后面，当外踝后，昆仑穴直上7寸，承山外下方1寸处。

穴位解剖 皮肤、皮下组织、小腿三头肌、胫骨后肌。皮肤由腓总神经的分支腓肠外侧皮神经分布。小隐静脉起自足背静脉网的外侧部，经外踝后下方，至小腿后面中线上行，与腓肠神经伴行。

功用 清热安神，舒筋活络。

主治病证 头面五官疾病：头痛，目眩，鼻塞，鼻衄。经络组织疾病：腰背痛，腿软无力。肛肠外科疾病：痔疮。

穴位埋线操作方法 选用一次性埋线针和00号羊肠线直刺0.7～1寸，局部酸胀，针感可向下肢放散。

9.8 足少阴肾经

本经共有 27 个穴位，首穴涌泉，末穴俞府。本经腧穴可主治泌尿生殖系统、精神神经系统、呼吸系统、消化系统、循环系统等病症和本经所过部位的病症。例如：遗精、阳痿、带下、月经不调、哮喘、泄泻及下肢内侧疼痛等症。本经着重介绍穴位埋线常用的 3 个穴位。（图 24）

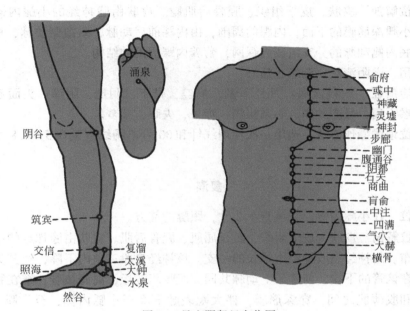

图 24　足少阴肾经穴位图

太溪

定位　在足内侧，内踝后方，当内踝尖与跟腱之间的凹陷处。

穴位解剖　皮肤、皮下组织、胫骨后肌腱、趾长屈肌腱与跟腱、跖肌腱之间、长屈肌。皮肤由小腿内侧支分布，到该穴皮肤的神经纤维来自第 4 腰神经；皮下组织内有上述皮神经的分支；针的前方是胫骨后肌腱和趾长屈肌腱，后方是跟腱和跖肌腱，均由胫神经支配；踇长屈肌由胫神经支配，到该肌的神经纤维来自第 5 腰神经和第 1、2 骶神经。

功用　滋阴壮阳，强腰益肾。

主治病证　头面五官疾病：头痛，眩晕，耳聋，耳鸣，咽喉肿痛，齿痛。肺系疾病：咳喘，咯血。妇科疾病：月经不调，崩漏，痛经。肾系疾病：早泄，遗精，阳痿，疝气。心系疾病：失眠，多梦。其他疾病：消渴，腰痛。

穴位埋线操作方法 选用一次性埋线针和 00 号羊肠线直刺 0.5～0.8 寸，局部酸胀；可深刺透昆仑穴，局部酸胀，麻电感向足底扩散。

照海

定位 在足内侧，内踝尖下方凹陷处。简便取穴为正坐垂足或仰卧位，由内踝尖下推至其下缘凹陷处。

穴位解剖 皮肤、皮下组织、胫骨后肌腱。皮肤由隐神经的小腿内侧支分布。在小腿深筋膜的下面，内踝的周围，由内踝前后动脉、跗内侧动脉、跟内侧支和足底内侧动脉的分支组成内踝网，营养内踝周围的结构。

功用 滋阴清热，调经止痛。

主治病证 妇科疾病：月经不调，痛经，带下，阴挺，阴痒。头面五官疾病：咽喉干痛，目赤肿痛。心系疾病：痴呆，失眠，多梦。

穴位埋线操作方法 选用一次性埋线针和 00 号羊肠线直刺 0.5～0.8 寸，局部酸胀。

复溜

定位 在小腿内侧，太溪直上 2 寸，跟腱的前方。

穴位解剖 皮肤、皮下组织、趾长屈肌、胫骨后肌。皮肤由隐神经的小腿内侧支分布。隐神经是股神经中最长的一支。该神经自股三角内下降，经其尖进入股管。在该管的下端，与膝最上动脉共同穿股收肌腱板，离开该管；继在膝内侧缝匠肌和股薄肌之间，穿深筋膜，伴大隐表脉下降至小腿内侧，至小腿下 1/3 处，分为二支：一支继续沿胫骨内侧缘下降至内踝；另一支经内踝的前面，下降至足的内侧缘。隐神经可与腓浅神经的足背内皮神经结合。上述的趾长屈肌和胫骨后肌等由胫神经的肌支支配。

功用 补益肾阴，温阳利水。

主治病证 脾胃系疾病：腹胀，肠鸣，泄泻，水肿。气血津液疾病：盗汗，热病无汗或汗出不止。经络组织疾病：腰脊强痛，下肢痿痹。

穴位埋线操作方法 选用一次性埋线针和 00 号羊肠线直刺 0.8～1 寸，局部酸胀或有麻电感向足底放散。

9.9 手厥阴心包经

本经一侧有 9 穴，首穴天池，末穴中冲。本经腧穴主治心、心包、胸、胃、

神志病及本经经脉所过部位的病证。本经着重介绍穴位埋线常用的 4 个穴位。（图 25）

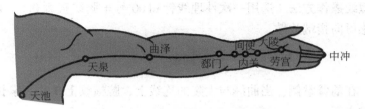

图 25　手厥阴心包经穴位图

曲泽

定位　仰掌，微屈肘，在肘横纹中，当肱二头肌腱的尺侧缘。取法：在肘横纹上，肱二头肌腱的尺侧缘取穴。

穴位解剖　皮肤、皮下组织、正中神经、肱肌。皮肤由臂内侧皮神经分布，皮纹较深。皮下组织内除上述皮神经外，还有贵要静脉由手背静脉网的尺侧部起始，在前臂尺侧后上方上升，在肘窝下方转前面，于此接受肘正中静脉，再向上经肱二头肌内缘，至臂中点穿深筋膜入肱静脉。针由皮肤、浅筋膜，在贵要静脉和肘正中静脉之间穿肘前筋膜，于肱动脉内侧直刺正中神经干及其深面的肱肌。该肌由肌皮神经支配。

功用　清暑泄热，和胃降逆。

主治病证　心系疾病：心痛，心悸。经络组织疾病：肘臂疼痛，屈伸不利。

穴位埋线操作方法　12 号一次性埋线针和 00 号羊肠线直刺 1.0 ~ 1.5 寸，局部酸胀，针感可向中指放散。

郄门

定位　仰掌，微屈腕，在前臂掌侧，当曲泽与大陵的连线上，掌长肌腱与桡侧腕屈肌腱之间腕横纹上 5 寸。

穴位解剖　皮肤、皮下组织、桡侧腕屈肌、指浅屈肌、正中神经、指深屈肌、前臂骨间膜。皮肤由前臂内、外侧皮神经双重分布。在皮下组织内除上述皮神经外，前臂正中静脉上行，注入肘正中静脉。针由皮肤、浅筋膜穿前臂深筋膜后，依序入肌层，直抵其深面的骨间膜。所经诸肌，除指深屈肌尺侧半由尺神经支配外，其他均由正中神经支配。该神经的体表投影在：上肢外展 90°，掌心向上时，从锁骨中点，经肱骨内上髁与肱二头肌腱连线中点，和腕前远纹中点的连线，该线由大圆肌下缘至腕前远纹中点的一段为该神经的体表投影。

51

功用 宁心安神，清营止血。

主治病证 心系疾病：心痛，心悸。其他疾病：肘臂痛。

穴位埋线操作方法 选用一次性埋线针和 00 号羊肠线直刺 0.5～1 寸，局部酸胀，针感可向指端放散。

间使

定位 在前臂掌侧，当曲泽与大陵的连线上，腕横纹上 3 寸，掌长肌腱与桡侧腕屈肌腱之间。

穴位解剖 皮肤、皮下组织、桡侧腕屈肌腱和掌长肌腱之间、指浅屈肌、指深屈肌、旋前方肌、前臂骨间隙。皮肤由前臂内侧皮神经分布，到达该穴区的神经纤维由第 8 颈神经组成；前臂浅筋膜内除上述神经外，还有前臂正中静脉行经。以上诸肌除指深屈肌的尺侧半由尺神经支配外，其他均由正中神经的分支支配。到桡侧腕屈肌和掌长肌的神经纤维由第 6、7 颈神经组成；到指浅屈肌、指深屈肌桡侧半和旋前方肌的神经纤维由第 7、8 颈神经和第 1 胸神经组成；到指深屈肌尺侧半的神经纤维由第 8 颈神经和第 1 胸神经组成。

功用 宽胸理气，和胃降逆，清心安神，截疟。

主治病证 心系疾病：心痛，心悸。经络组织疾病：肘臂疼痛。

穴位埋线操作方法 选用一次性埋线针和 00 号羊肠线直刺 0.5～1 寸，深刺可透支沟穴，局部酸胀，针感向指端放散。

内关

定位 伸臂仰掌，在前臂掌侧，当曲泽与大陵的连线上，腕横纹上 2 寸，掌长肌腱与桡侧腕屈肌腱之间。

穴位解剖 皮肤、皮下组织、指浅屈肌、指深屈肌、旋前方肌、前臂骨间膜。针由皮肤、浅筋膜穿前臂深筋膜，在桡侧腕屈肌和掌长肌之间入指浅屈肌，在正中神经的尺侧进入指深屈肌，经前臂屈肌后间隙入旋前方肌，直抵前臂骨间膜。皮肤由前臂内、外侧皮神经双重分布，到达穴区的神经纤维由第 7 颈神经组成；以上诸肌除指深屈肌尺侧半由尺神经支配外，其他肌肉均正中神经的肌支支配；到达桡侧腕屈肌的神经纤维由第 6、7 颈神经组成，到达掌长肌、指浅屈肌、指伸屈肌桡侧半及旋前方肌的神经纤维由第 7、8 颈神经和第 1 胸神经组成，到达指伸屈肌尺侧半的神经纤维由第 8 颈神经和第 1 胸神经组成。

功用 宁心安神，和胃降逆，理气止痛。

主治病证 心系疾病：心痛，心悸，胸闷，失眠，多梦，癫狂、痫证。脾胃系疾病：胃痛，呕吐，呃逆。经络组织疾病：偏瘫，肘臂挛痛。

穴位埋线操作方法　选用一次性埋线针和 00 号羊肠线向上斜刺 0.5 ~ 1 寸，直刺可透外关穴，局部酸胀有麻电感向指端放散。

9.10 手少阳三焦经

本经一侧有 23 穴，首穴关冲，末穴丝竹空。本经腧穴主治热病、头面五官病证和本经经脉所过部位的病证。例如头痛、耳聋、耳鸣、目赤肿痛、颊肿、水肿、小便不利、遗尿以及肩臂外侧疼痛等证。本经着重介绍穴位埋线常用的 6 个穴位。（图 26）

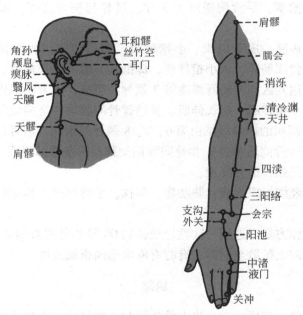

图 26　手少阳三焦经穴位图

外关

定位　伸臂俯掌，在腕背横纹上 2 寸，尺桡骨之间，阳池与肘尖的连线上。

穴位解剖　皮肤、皮下组织、小指伸肌、指伸肌、拇长伸肌及食指伸肌。针由皮肤、浅筋膜穿前臂深筋膜，经小指伸肌的桡侧入指伸肌，深进在拇长伸肌的尺侧入食指伸肌，皮肤由桡神经发出的前臂后皮神经分布，到达该穴区的神经纤维由第 7 颈神经组成；以上诸肌（腱）均由桡神经分支（骨间后神经）支配，到达该处的神经纤维均由第 6、7、8 颈神经组成。

功用 疏风解表,通经活络。

主治病证 头面五官疾病:头痛,目赤肿痛,耳鸣耳聋。经络组织疾病:胸胁痛,肩背痛,上肢痿痹,屈伸不利,手颤。

穴位埋线操作方法 选用一次性埋线针和00号羊肠线直刺0.5~1.0寸,或透内关穴,局部酸胀,有时可扩散至指端;或向上斜刺1.5~2.0寸,局部酸胀,向上扩散至肘、肩部,治疗肘肩及躯干疾病;或向阳池方向斜刺运针,治疗腕关节疾病。

支沟

定位 伸臂俯掌,手背腕横纹上3寸,尺骨与桡骨之间,阳池与肘尖的连线上。

穴位解剖 皮肤、皮下组织、小指伸肌、拇长伸肌、前臂骨间膜。针由皮肤、浅筋膜穿前臂深筋膜,入小指伸肌,深抵其下面的拇长伸肌。皮肤由前臂后皮伸经分布,到达穴区的神经纤维由第7颈神经组成;皮下组织内有贵要静脉和头静脉的属支。小指伸肌、拇长伸肌、及前臂骨间膜均由桡神经深支(骨间后神经)支配,到前两肌的神经纤维由第6、7、8颈神经组成。前臂后区的血管神经束由桡神经深支(骨间后神经)和骨间背侧动脉及两条静脉组成。

功用 清利三焦,通腑降逆。

主治病证 经络组织疾病:胁肋痛,落枕,手臂疼痛。其他疾病:习惯性便秘等。

穴位埋线操作方法 选用一次性埋线针和00号羊肠线直刺0.5~1.0寸,局部酸胀,针感可向上扩散至肘部,有时有麻电感向指端放散。

肩髎

定位 在肩部,肩髃后方,当上臂外展时于肩峰后下方呈现凹陷处。简便取穴为上臂外展平举,肩关节部即可出现两个凹陷窝,后面一个凹陷窝。

穴位解剖 为皮肤、皮下组织、三角肌(后部)、小圆肌、大圆肌、背阔肌。皮肤由锁骨上外侧神经分布,到达该穴区的神经纤维由第4颈神经组成;皮下组织有上述皮神经的分支通过;三角肌后部由腋神经支配,到该肌的神经纤维由第5、6颈神经组成;小圆肌由腋神经支配,到该肌的神经纤维由第5颈神经组成;三角肌深面的血管神经束有旋肱前、后血管和腋神经。腋神经为臂丛神经后束的分支,与旋肱后动脉一起通过四边孔,在三角肌后缘中点,紧靠肱骨外科颈后面走行。所以肱骨外科颈骨折或肩关节脱位时,都可以影响腋神经而导致三角肌麻痹和三角肌区域感觉消失。大圆肌由肩胛下神经支配,到该肌的神经纤维由第5、6颈神经组成；背阔肌由胸背神经支配，到该肌的神经纤维由第6、7、8颈神经组成。

功用　祛风湿，通经络。

主治病证　经络组织疾病：肩臂挛痛，上肢不遂。

穴位埋线操作方法　选用一次性埋线针和00号羊肠线直刺1.0～1.5寸，局部有酸胀感，或向肩后、肩上及手臂放散。

翳风

定位　正坐或侧伏，在耳垂后方，当乳突与下颌角之间凹陷处。

穴位解剖　皮肤、皮下组织、腮腺。皮肤由耳大神经分布。皮下组织疏松，耳后静脉面后静脉汇合成颈外（浅）静脉，在胸锁乳突肌浅面向下后斜行，至该肌后缘，锁骨上约2.5cm处，穿深筋膜汇入锁骨下静脉。沿颈外静脉排列的淋巴结称为颈淋巴结，针由皮肤、浅筋膜穿腮腺咬肌筋膜，在乳突肌与胸锁乳突肌前缘，继而进达腮腺的下颌后突部，可深抵起于基突的肌肉。

功用　聪耳开窍，祛风通络。

主治病证　头面五官疾病：面瘫，耳聋，耳鸣，牙关紧闭，齿痛，颊肿。

穴位埋线操作方法　选用一次性埋线针和00号羊肠线直刺0.5～1.0寸，耳后酸胀，可扩散至舌前部及半侧面部。

角孙

定位　正坐或侧伏，在头部，折耳郭向前，当耳尖直上入发际处。

穴位解剖　皮肤、皮下组织、耳上肌、颞筋膜、颞肌。皮肤由下颌神经的耳颞神经分布，浅筋膜内除上述神经外，还有颞浅动、静脉，无深筋膜。针由皮肤、浅筋膜穿由颞神经支支配的耳上肌（皮肌），继经颞筋膜入颞肌，直抵骨膜。颞肌属咀嚼肌，由颞深前、后神经支配。

功用　清热消肿，散风止痛。

主治病证　头面五官疾病：偏头痛，目翳，目赤肿痛，齿痛。

穴位埋线操作方法　选用一次性埋线针和00号羊肠线平刺0.3～0.5寸，局部酸胀，可扩散至耳周。

丝竹空

定位　正坐或侧伏位，在面部，眼眶外侧，当眉梢凹陷处。

穴位解剖　皮肤、皮下组织、眼轮匝肌。皮肤由三叉神经眼支的眶上神经和上颌神经原颧面神经分布，该处皮肤较薄，移动性很大，皮下组织内除皮肤、皮下组织外，还有颞浅动、静脉的额支经过。针由皮下组织直入眼轮匝肌，抵达额骨骨膜。眼轮匝肌受面神经的颞支支配。

功用　清利头目，镇惊醒神。

主治病证　头面五官疾病：头痛，目赤肿痛，眼睑瞤动，目眩。

穴位埋线操作方法　选用一次性埋线针和 00 号羊肠线向后或向下平刺 0.5 ~ 1.0 寸或向攒竹方向透刺。

9.11　足少阳胆经

本经共有 44 个穴位，首穴瞳子髎，末穴足窍阴。本经腧穴可主治头面五官病症、神志病、热病以及本经脉所经过部位的病症。例如：口苦、目眩、头痛、颌痛、腋下肿、胸胁痛、缺盆部肿痛、下肢外侧疼痛等。本经着重介绍穴位埋线常用的 13 个穴位。（图 27）

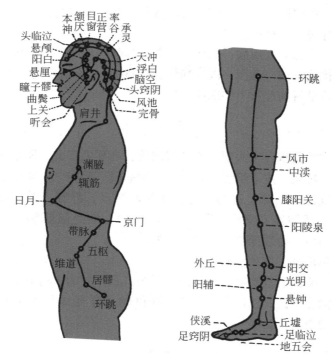

图 27　足少阳胆经穴位图

曲鬓

定位 正坐仰靠或侧伏，在头部，当耳前鬓角发际后缘的垂线与耳尖水平线交点处。

穴位解剖 在颞肌中；有颞动、静脉顶支；布有耳颞神经和枕大神经会合之。

功用 清热泻火，通络止痛。

主治病证 头面五官疾病：偏头痛，齿痛，颔颊肿，目赤肿痛，牙关紧闭，暴喑。

穴位埋线操作方法 选用一次性埋线针和00号羊肠线向后平刺0.5~0.8寸，局部酸胀。

率谷

定位 正坐或侧伏，在头部，当耳尖直上入发际1.5寸，角孙穴直上方。

穴位解剖 皮肤、皮下组织、耳上肌（提耳肌）、颞筋膜、颞肌。皮肤由下颌神经的耳颞神经分布。耳上肌是皮肌，起自帽状腱膜而止于耳郭软骨，其作用可上提耳郭，受面神经分支支配。在皮下组织内，有颞浅动、静脉和耳颞神经。

功用 平肝熄风，通经活络。

主治病证 头面五官疾病：偏正头痛，眩晕，耳鸣，耳聋。其他疾病：小儿惊风。

穴位埋线操作方法 选用一次性埋线针和00号羊肠线平刺0.5~0.8寸，局部酸胀，可扩散至颞侧头部。

完骨

定位 正坐或侧卧位，在头部，当耳后乳突的后下方凹陷处。

穴位解剖 皮肤、皮下组织、枕额肌（止点）。皮肤由颈丛的耳大神经分布。在皮下组织内，耳大神经与耳后动、静脉伴行。枕额肌起于枕骨上项线外侧和乳突的上部，止于帽状腱膜的后缘，拉牵帽状腱膜。由面神经的耳后支支配。

功用 宁心安神，祛风通络。

主治病证 头面五官疾病：头痛，齿痛，颊肿，口歪，口噤不开。经络组织疾病：颈项强痛。其他疾病：失眠，癫痫，疟疾。

穴位埋线操作方法 选用一次性埋线针和00号羊肠线平刺0.5~0.8寸，局部酸胀，可扩散至头顶部。

本神

定位　正坐或卧位，在头部，入前发际 0.5 寸，神庭旁开 3 寸，当神庭与头维连线的内 2/3 与外 1/3 的交点处取穴。

穴位解剖　皮肤、皮下组织、枕额肌、帽状腱膜下结缔组织、骨膜（额骨）。皮肤由额神经的眶上神经分布。在皮下组织内除分布神经外，还有额动、静脉及其分支。额腹是枕额肌的前部，起自帽状腱膜（该膜分两层，包绕额腹的止部）肌纤维向前下方，止于眉部皮肤，并和眼轮匝肌纤维相互交错。其深面的筋膜，则止于眶上缘的上部。该肌由面神经的颞支支配。

功用　祛风止痛，安神定惊。

主治病证　头面五官疾病：头痛，眩晕，目赤肿痛。其他疾病：小儿惊风，癫痫，中风昏迷。

穴位埋线操作方法　选用一次性埋线针和 00 号羊肠线平刺 0.5~0.8 寸，局部酸胀。

阳白

定位　正坐或卧位，在前额部，当瞳孔直上，于眉毛中点上 1 寸处。

穴位解剖　皮肤、皮下组织、枕额肌、帽状腱膜下结缔组织、骨膜（额骨）。皮肤由额神经的眶上神经和滑车上神经双重分布。

功用　清利头目，祛风止痛。

主治病证　头面五官疾病：头痛，眩晕，目痛，视物模糊，眼睑瞤动，眼睑下垂，面痛，面瘫。

穴位埋线操作方法　选用一次性埋线针和 00 号羊肠线平刺 0.5~0.8 寸，局部胀痛；或向下透鱼腰；或向左右透攒竹、丝竹空穴，局部酸胀，可扩散至头部或眼眶。

头临泣

定位　正坐仰靠或仰卧位，在头部，当瞳孔直上入前发际 0.5 寸，神庭与头维连线的中点处。

穴位解剖　皮肤、皮下组织、枕额肌、腱膜下结缔组织、骨膜（额骨）。布有眶上神经和眶上动、静脉。

功用　聪耳明目，安神定志。

主治病证　头面五官疾病：头痛，目眩，目翳，目痛，流泪，鼻塞，鼻渊。其他疾病：小儿惊风，癫痫。

穴位埋线操作方法 选用 9 号或 12 号针和 00~0 号线平刺 0.5~0.8 寸，局部酸胀。

风池

定位 正坐俯伏或俯卧位，在项部，当枕骨之下，与风府相平，胸锁乳突肌与斜方肌上端之间的凹陷处。

穴位解剖 皮肤、皮下组织、斜方肌外侧、头夹肌、头半棘肌、枕下三角。皮肤由颈丛的枕小神经分布，其纤维来自第 3 颈神经；皮下组织内有第 3 颈神经的皮支和皮下静脉；头夹肌由第 2 至第 5 颈神经后支的外侧支支配；头半棘肌位于头夹肌的深面，受相应的胸神经后支支配；枕下神经从枕下三角深面穿出，一般针刺该穴以不穿透枕下三角较为安全。

功用 平肝熄风，祛风止痛，通利官窍。

主治病证 本穴为治疗头面五官、脑、神志疾患，以及上肢病的常用要穴。头面五官疾病：头痛，目赤肿痛，视物不明，鼻塞，鼻衄，耳鸣，咽喉肿痛。经络组织疾病：颈项强痛。内风所致病证。其他疾病：癫痫，眩晕，中风。

穴位埋线操作方法 选用一次性埋线针和 00 号羊肠线针尖微下，向鼻尖方向斜刺 0.8~1.2 寸，或平刺透风府穴。局部酸胀感明显易扩散。

肩井

定位 正坐位，在肩上，前直乳中，当大椎穴与肩峰端连线的中点上。

穴位解剖 皮肤、皮下组织、斜方肌筋膜、斜方肌、肩胛提肌、上后锯肌。针由皮肤、浅筋膜穿斜方肌筋膜及其下方斜方肌，在颈横动脉的内侧，深进肩胛提肌、上后锯肌。皮肤由锁骨上外侧神经分布；斜方肌由副神经支配；肩胛提肌，位于颈椎横突和肩胛骨内侧角与脊柱缘上部之间，由肩胛脊神经支配。上后锯肌在前肌的深面稍下方，由第 6、7 颈椎和第 1、2 胸椎棘突第 2~5 肋角的外面，该肌由第一至第四胸神经后支支配。

功用 祛风通络，消肿止痛。

主治病证 经络组织疾病：颈项强痛，肩背疼痛，上肢不遂。

穴位埋线操作方法 选用一次性埋线针和 00 号羊肠线直刺 0.5~0.8 寸，局部酸胀。

环跳

定位 在股外侧部，侧卧屈股，当股骨大转子最凸点与骶管裂孔连线的外 1/3 与中 1/3 交点处。

穴位解剖　皮肤、皮下组织、臀肌筋膜、臀大肌、坐骨神经、股方肌。皮肤由髂腹下神经的外侧支和臀上皮神经的双重分布，该穴处皮肤的神经纤维来自第2腰神经后支的皮支；臀大肌由臀下神经支配，到该肌的神经纤维来自第5腰神经和第1、2骶神经；坐骨神经由第4、5腰神经及第1至第3骶神经的前支纤维构成，刺中坐骨神经可有触电感放射至足部；针尖偏向内侧0.5cm左右，可刺中股后皮神经和臀下动、静脉，刺中该神经触电感可放射至大腿上部，不到足底；股方肌由骶丛分出的股方肌神经支配，到该肌的神经纤维来自第4、5腰神经和第1骶神经。

功用　驱邪除痹，强健腰膝。

主治病证　经络组织疾病：下肢痿痹，半身不遂，腰胯腿痛。其他病：风疹。

穴位埋线操作方法　选用一次性埋线针和00号羊肠线直刺2.0～3.0寸，局部有胀重感，或有触电感向下肢远端放散。

风市

定位　在大腿外侧部的中线上，当腘横纹上7寸处。或直立垂手时，中指尖处。

穴位解剖　皮肤、皮下组织、阔筋膜、髂胫束、股外侧肌、股中间肌。皮肤由股外侧皮神经分布。股外侧肌和股中间肌参与股四头肌的形成。该肌由股神经支配。旋股外侧动脉起自股深动脉的外侧壁，在股直肌深面分为上下支，下支营养股前外侧肌。

功用　祛风化湿，通经活络。

主治病证　经络组织疾病：半身不遂，下肢痿痹，麻木，脚气。其他疾病：遍身瘙痒。

穴位埋线操作方法　选用一次性埋线针和00号羊肠线直刺1～1.5寸，局部酸胀，可向下放散。

阳陵泉

定位　正坐屈膝位，在小腿外侧，当腓骨头前下方凹陷处。

穴位解剖　皮肤、皮下组织、小腿深筋膜、腓骨长肌、趾长伸肌、胫腓关节。皮肤由腓肠外侧皮神经分布，到该穴皮肤的神经纤维来自第5腰神经；皮下组织内有上述皮神经和浅静脉；腓骨长肌由腓前神经支配，到该肌的神经纤维来自第4腰神经到第1骶神经；趾长伸肌位于腓骨长肌的内侧，由腓深神经支配，到该肌的神经纤维来自第4腰神经到第1骶神经。

功用 舒肝利胆，强健腰膝。

主治病证 经络组织疾病：肩痛，下肢痿痹，膝膑肿痛，腿肚转筋。肝系疾病：黄疸，口苦，呕吐，胁肋疼痛。其他疾病：小儿惊风。

穴位埋线操作方法 选用一次性埋线针和 00 号羊肠线直刺 1～1.5 寸，局部酸胀，或有麻电感向下肢远端放散。

光明

定位 正坐垂足或仰卧位，在小腿外侧，当外踝尖上五寸，腓骨前缘。

穴位解剖 皮肤、皮下组织、小腿筋膜、腓骨长、短肌、趾长伸肌、长伸肌。皮肤由腓浅神经分布。腓浅神经由腓总神经发出，进腓骨长、短肌之间，下降至腓骨肌和趾长伸肌之间，在小腿中下 1/3 交界处，穿小腿深筋膜至浅筋膜内下降，分布于小腿下部的外侧及足背皮肤。

功用 清肝明目，活络消肿。

主治病证 头面五官疾病：目痛，夜盲，目视不明。经络组织疾病：胸胁胀痛，下肢痿痹。妇科疾病：乳房胀痛，乳汁少。

穴位埋线操作方法 选用一次性埋线针和 00 号羊肠线直刺 0.5～0.8 寸，局部酸胀，可向足背扩散。

悬钟

定位 正坐垂足或卧位，在小腿外侧，当外踝尖上 3 寸，腓骨前缘，当胫骨与腓骨之间。

穴位解剖 皮肤、皮下组织、小腿深筋膜、腓骨长、短肌腱、趾长伸肌、踇长伸肌。皮肤由腓总神经的分支腓浅神经分布。腓骨长、短肌由腓浅神经的肌支支配，踇长屈肌和趾长屈肌由胫神经支配。

功用 平肝熄风，舒肝益肾。

主治病证 经络组织疾病：颈项强痛，胸胁胀痛，下肢痿痹。其他疾病：痴呆，中风等髓海不足疾患。

穴位埋线操作方法 选用一次性埋线针和 00 号羊肠线直刺 0.5～0.8 寸，局部酸胀，可扩散至足。

9.12 足厥阴肝经

本经一侧有 14 穴，首穴大敦，末穴期门。本经腧穴主治肝胆病、脾胃病、妇科病、少腹病、前阴病，及本经经脉所过部位的病证。本经着重介绍穴位埋线

常用的 4 个穴位。(图 28)

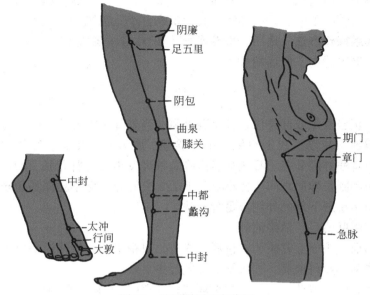

图 28　足厥阴肝经穴位图

太冲

定位　正坐垂足或仰卧位，在足背侧，当第 1、2 跖骨结合部之前凹陷中。

穴位解剖　皮肤、皮下组织、姆短伸肌与趾长伸肌腱之间、姆短伸肌腱外侧、第 1 骨间背侧肌。皮肤由腓深神经的皮支支配，到该穴皮肤的神经纤维来自第 5 腰神经；皮下组织内有上述神经的皮支、足背内侧皮神经和足背静脉网；姆长伸肌、趾长伸肌及姆短伸肌腱均受腓深神经支配；第 1 骨间背侧肌由足底外侧神经支配，到该肌的神经纤维来自第 1、2 骶神经。

功用　平肝泄热，舒肝养血，清利下焦。

主治病证　头面五官疾病：头痛，眩晕。肝系疾病：黄疸，口苦，呕吐，胁肋疼痛。肾系疾病：疝气，遗尿。妇科疾病：月经不调，痛经。心系疾病：中风，癫痫。经络组织疾病：足背肿痛。

穴位埋线操作方法　选用一次性埋线针和 00 号羊肠线直刺 0.5～0.8 寸，局部酸胀或向足底放散。

曲泉

定位　屈膝，当膝内侧横纹头上方，股骨内侧髁的后缘，半腱肌、半膜肌止

62

端的前缘凹陷处。

穴位解剖 皮肤、皮下组织、股内侧肌。皮肤由股内侧皮神经分布。皮下组织疏松，内含脂肪组织较多。大隐静脉由小腿内侧上升，经股骨内侧髁的后方，至大腿内侧，在大腿阔筋膜隐静脉裂孔汇入股静脉。深筋的深面有发自腘动脉的膝上内侧动脉，参与膝关节网。针由皮肤、浅筋膜穿大腿深筋，入股内侧肌。该肌由股神经支配。

功用 清利湿热，通调下焦。

主治病证 肾系疾病：阴痒，遗精，小便不利。经络组织疾病：膝股肿痛，活动不利。

穴位埋线操作方法 选用一次性埋线针和 00 号羊肠线直刺 1.0~1.5 寸，局部酸胀，可向周围放散。

章门

定位 在侧腹部，当十一肋游离端的下方处。简便取穴为仰卧位或侧卧位，在腋中线上，合腋屈肘时，当肘尖止处是该穴。

穴位解剖 皮肤、皮下组织、腹外斜肌、腹内斜肌、腹横肌、腹横筋膜、腹膜下筋膜。皮肤由第十一、十二胸神经前支的外侧皮支分布。以上诸肌均由第五至十二对胸神经前支和髂腹下神经、髂腹股沟神经支配。穴位下腹腔内相对应器官为升结肠、小肠（右）、降结肠（左）。

功用 疏肝健脾，理气散结，清利湿热。

主治病证 此穴为脏会穴，统治五脏疾病。脾胃系疾病：腹痛，腹胀，腹泻。肝系疾病：胁痛，黄疸。

穴位埋线操作方法 选用一次性埋线针和 00 号羊肠线直刺 0.8~1.0 寸，侧腹部有酸胀感，并可向腹后壁传导。

期门

定位 仰卧位，在胸部，当乳头直下，第六肋间隙，前正中线旁开 4 寸。

穴位解剖 皮肤、皮下组织、腹外斜肌、肋间外肌、肋间内肌、胸横肌、胸内筋膜。皮肤由第五、六、七肋间神经重叠分布。肋胸膜和膈胸膜于肺下缘处相互移行，形成肋膈窦（为胸膜腔的一部分），其深面是膈肌，右侧可至肝，左侧抵胃体。因此该穴不可盲目深进针。

功用 健脾疏肝，理气活血。

主治病证 肝系疾病：胸胁胀痛，胆绞痛等。乳房疾病：乳癖，乳少等。

穴位埋线操作方法 选用一次性埋线针和 00 号羊肠线斜刺或平刺 0.5~0.8

寸，局部酸胀，可向腹后壁放散。

9.13　督脉

本经共有 28 穴。分布于人体后正中线，起于长强，止于龈交。本经腧穴主治骶、背、头项、局部病症及相应的内脏疾病、神志病。本经着重介绍穴位埋线常用的 7 个穴位。（图 29）

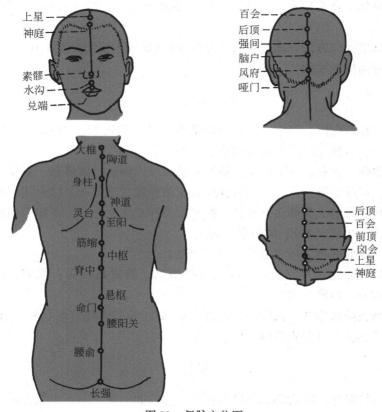

图 29　督脉穴位图

腰阳关

定位　在腰部，当后正中线上，第四腰椎棘突下凹陷中。

穴位解剖　皮肤、皮下组织、棘上韧带、棘间韧带、弓间韧带。浅层主要布有第四腰神经后支的内侧支和伴行的动、静脉。深层有棘间的椎外（后）静脉丛，第四腰神经后支的分支和第四腰动、静脉的背侧支的分支或属支。

功用 祛寒除湿，舒筋活络。

主治病证 经络组织疾病：腰骶疼痛，下肢痿痹。妇科疾病：月经不调，带下，痛经。肾系疾病：遗精，阳痿等。

穴位埋线操作方法 选用一次性埋线针和00号羊肠线向上斜刺直刺0.5～1寸。

命门

定位 在腰部，当后正中线上，第二腰椎棘突下凹陷中。

穴位解剖 皮肤、皮下组织、胸腰筋膜、棘上韧带或竖脊肌、棘间韧带、弓间韧带。皮肤由第二腰神经后支的内侧支分布；胸腰筋膜包裹竖脊肌；棘上韧带由第2腰神经后支分布，竖脊肌由脊神经后支支配；第2、3腰椎棘突间的棘间韧带由第2腰神经后支分布；继续深刺可刺过弓箭韧带进入椎管。

功用 补肾壮阳。

主治病证 经络组织疾病：腰脊强痛，下肢痿痹。妇科疾病：赤白带下，月经不调，痛经，经闭，不孕等。肾系疾病：遗精，阳痿，不育，遗尿，癃闭等。

穴位埋线操作方法 选用一次性埋线针和00号羊肠线针尖稍向上斜刺0.5～1寸。

至阳

定位 背部，后正中线上，第七胸椎棘突下凹陷中。

穴位解剖 在腰背筋膜、棘上韧带及棘间韧带中；有第7肋间动脉后支和棘间皮下静脉丛；布有第9胸神经的后支的内侧支。

功用 利胆退黄，通络止痛。

主治病证 肝胆系疾病：黄疸，胸胁胀满。经络组织疾病：腰背疼痛，脊强。

穴位埋线操作方法 选用一次性埋线针和00号羊肠线向上斜刺0.5～1寸；局部有酸胀感，或向下背或前胸放散。

大椎

定位 当后正中线上，第七颈椎棘突下凹陷中。

穴位解剖 皮肤、皮下组织、斜方肌腱、棘上韧带、棘间韧带。皮肤由第八颈神经后支的内侧皮支分布；斜方肌由副神经及第3、4颈神经前支支配；棘上韧带由第8颈神经后支的内侧支分布；第7颈椎棘突与第1胸椎棘突间的棘间韧带由第8颈神经后支的内侧支分布；再继续深刺会刺过黄韧带而进入椎管。

功用 清热解表，截虐止痛。

主治病证 外感疾病：热病，疟疾，恶寒发热、咳嗽、气喘等。神志疾病：癫、狂、痫证，惊风等。经络组织疾病：项强，脊痛。其他疾病：风疹，痤疮。

穴位埋线操作方法 选用一次性埋线针和00号羊肠线向上斜刺0.5～1寸。

百会

定位 正坐位，在头部，当前发际正中直上5寸，或两耳尖连线的中点处。

穴位解剖 皮肤、皮下组织、帽状腱膜、腱膜下疏松结缔组织、颅骨外膜与颅骨。皮肤有颅前部来的眶上神经，颅后部来的枕大神经和颅两侧来的耳颞神经，眶上神经是三叉神经第1支的分支，枕大神经为第2颈神经后支的内侧支，耳颞神经为三叉神经第3支的分支；皮下组织内有上述神经纤维和枕动、静脉，颞浅动静脉的吻合网；帽状腱膜为坚韧致密的结缔组织膜；腱膜下疏松结缔组织又称腱膜下隙，范围较广，若出血可形成较大的血肿。

功用 熄风醒脑，升阳固脱。

主治病证 神志疾病：痴呆，中风，失语，瘛疭，失眠，健忘，癫狂痫证，癔症等。头面五官疾病：头痛，眩晕，头风，耳鸣等。中气下陷疾病：脱肛，阴挺，胃下垂，肾下垂等。

穴位埋线操作方法 选用一次性埋线针和00号羊肠线平刺0.5～0.8寸。

上星

定位 在头部，当前发际正中直上1寸。

穴位解剖 皮肤、皮下组织、帽状腱膜、腱膜下疏松组织。布有额神经的分支和额动、静脉的分支或属支。

功用 熄风通窍，醒脑安神。

主治病证 头面五官疾病：眩晕，头痛，目赤肿痛，迎风流泪，鼻渊，鼻衄等。心系疾病：癫狂。

穴位埋线操作方法 用9号或12号针和00～0号线平刺0.5～0.8寸。

水沟

定位 仰靠坐位，在面部，当人中沟的上1/3下2/3交点处。

穴位解剖 皮肤、皮下组织、口轮匝肌。布有眶下神经的分支和上唇动、静脉。

功用 醒神开窍，清热熄风。

主治病证　神志疾病：昏迷，晕厥，抽搐，中风，癫痫。头面五官疾病：口歪，唇肿，齿痛，鼻塞，鼻衄，牙关紧闭。

穴位埋线操作方法　选用一次性埋线针和 00 号羊肠线向上斜刺 0.3～0.5 寸（或用指甲按切）。

9.14　任脉

本经共有 24 穴。分布于人体前正中线，起于会阴，止于承浆。本经腧穴主治腹、胸颈、头面的局部病症及相应的内脏器官病症有较好的作用，部分腧穴有强壮作用，少数腧穴可治疗神志病。本经着重介绍穴位埋线常用的 7 个穴位。（图 30）

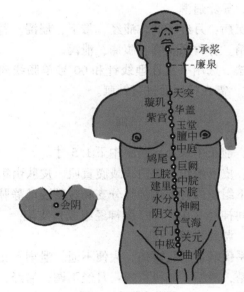

图 30　任脉穴位图

中极

定位　仰卧位，在下腹部，前正中线上，当脐下 4 寸。

穴位解剖　皮肤、皮下组织、腹白线、腹横筋膜、腹膜外脂肪、壁腹膜。皮肤由髂腹下神经分布，髂腹下神经是腰丛的分支，支配腹内斜肌、腹横肌及耻骨区和臀前部的皮肤；皮下组织内有上述神经纤维和腹壁浅动静脉；腹直肌包裹于腹直肌鞘内，该肌由肋间神经（第 6～12 胸神经组成）支配。

功用 益肾壮阳，调经止带。

主治病证 肾系疾病：癃闭，尿频，疝气，阳痿，遗精。妇科疾病：带下，痛经，崩漏。其他疾病：水肿。

穴位埋线操作方法 选用一次性埋线针和 00 号羊肠线向上、向下、向左或向右斜刺 1.0～1.5 寸，需在排尿后进行针刺。

关元

定位 仰卧位。在下腹部，前正中线上，当脐下 3 寸。

穴位解剖 皮肤、皮下组织、腹白线、腹横筋膜、腹膜外脂肪、壁腹膜。皮肤由肋下神经前皮支的内侧支分布；皮下组织内有上述神经分支和腹壁浅动静脉；腹直肌包裹于腹直肌鞘内，该肌由肋间神经（第 6～12 胸神经组成）支配。

功用 培补元气，导赤通淋。

主治病证 妇科疾病：月经不调，痛经，带下，崩漏。肾系疾病：癃闭，遗尿，疝气，阳痿，遗精。脾胃系疾病：腹痛，泄泻。

穴位埋线操作方法 选用一次性埋线针和 00 号羊肠线向上、向下、向左或向右斜刺 0.5～0.8 寸，需在排尿后进行针刺。

气海

定位 在下腹部，前正中线上，当脐中下 1.5 寸。

穴位解剖 皮肤、皮下组织、腹白线或腹直肌。皮肤由第十一肋间神经前皮支的内侧支分布；皮下组织内有上述神经分支和腹壁浅动静脉；腹直肌包裹于腹直肌鞘内，该肌由肋间神经（第 6～12 胸神经组成）支配。

功用 益气助阳，调经止带。

主治病证 脾胃系疾病：下腹疼痛，大便不通，泄痢不止等。肾系疾病：癃淋，遗尿，阳痿，遗精，滑精。妇科疾病：月经不调，痛经，闭经，崩漏，带下阴挺，产后恶露不止等。

4）其他疾病：虚脱，真气不足，形体羸瘦，乏力等。

穴位埋线操作方法 选用一次性埋线针和 00 号羊肠线向上、向下、向左或向右斜刺 1.0～1.5 寸。

下脘

定位 仰卧位，在上腹部，前正中线上，当脐中上 2 寸。

穴位解剖 皮肤、皮下组织、腹白线、腹横筋膜、腹膜外脂肪、壁腹膜。浅层主要布有第九胸神经前支的前皮支和腹壁浅静脉的属支。深层有第九胸神经前支的分支。

功用 健脾和胃，降逆止呕。

主治病证 脾胃系疾病：腹痛，腹胀，腹泻，呕吐，完谷不化。

穴位埋线操作方法 选用一次性埋线针和00号羊肠线向上、向下、向左或向右斜刺0.5~0.8寸。

中脘

定位 在上腹部，前正中线上，当脐中上4寸，脐与胸剑联合的中点处。

穴位解剖 皮肤、皮下组织、腹白线或腹直肌。皮肤由第八肋间神经分布；皮下组织内有上述神经和胸腹壁浅静脉；腹直肌由肋间神经支配。

功用 和胃健脾，降逆止呕。

主治病证 脾胃系疾病：胃痛，腹痛，腹胀，呕逆，反胃，纳呆，疳积等。其他疾病：黄疸，癫狂，脏躁。

穴位埋线操作方法 选用一次性埋线针和00号羊肠线向上、向下、向左或向右斜刺1.0~1.5寸。

膻中

定位 仰卧位。在胸部，前正中线上，平第四肋间，两乳头连线的中点。

穴位解剖 皮肤、皮下组织、胸骨体。主要布有第四肋间神经的前皮支和胸廓内动、静脉的穿支。

功用 理气止痛，增液生津。

主治病证 肺系疾病：咳嗽，气喘。心系疾病：心悸，胸闷，心痛。脾胃系疾病：噎膈，呃逆等。妇科疾病：产后乳少，乳痈，乳癖等。

穴位埋线操作方法 选用一次性埋线针和00号羊肠线向上、向下或向乳头方向平刺0.3~0.5寸。

承浆

定位 仰靠坐位。在面部，当颏唇沟的正中凹陷处。

穴位解剖 皮肤、皮下组织、口轮匝肌、降下唇肌。布有下牙槽神经的终支神经和动、静脉。

功用 生津敛液，舒筋活络。

主治病证 齿龈肿痛，流涎暴喑，癫狂。

穴位埋线操作方法 选用一次性埋线针和00号羊肠线斜刺0.3~0.5寸。

9.15　经外奇穴

四神聪

定位　在头顶部，当百会前后左右各1寸处，共4个穴位。（图31）

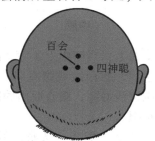

图31　四神聪

穴位解剖　皮肤、皮下组织和帽状腱膜。皮肤由额神经、耳郭神经、耳小神经和枕大神经交织分布。该处血管有枕动、静脉，颞浅动、静脉的额支和顶支，眶上动、静脉的吻合网分布。

功用　镇静安神，清利头目，醒脑开窍。

主治病证　头痛，眩晕，失眠，健忘，癫痫等神志病证。

穴位埋线操作方法　选用一次性埋线针和00号羊肠线针尖向后平刺0.5～0.8寸，局部酸胀。

印堂

定位　在前额部，当两眉头间的中点。（图32）

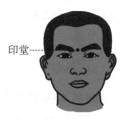

图32　印堂穴

穴位解剖　皮肤、皮下组织和降眉间肌。皮肤由额神经的滑车上神经分布。肌肉由面神经的颞支支配，血液供应来自滑车上动脉和眶上动脉的分支及伴行同名静脉。

功用　清利头目，通鼻开窍。

主治病证 痴呆，痫证，失眠、健忘等神志病证。头痛，头晕。鼻衄、鼻渊。小儿惊风，产后血晕，子痫。

穴位埋线操作方法 提捏局部皮肤，选用一次性埋线针和 00 号羊肠线向下平刺 0.3~0.5 寸。

太阳

定位 正坐位或侧伏位，在颞部，当眉梢与目外眦之间，向后约一横指的凹陷处。（图 33）

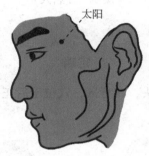

图 33　太阳穴

穴位解剖 皮肤、皮下组织、眼轮匝肌、颞筋膜和颞肌。皮肤由颧神经的分支颧面神经分布，颧面神经是三叉神经第 2 支（上颌神经）的分支；皮下组织内有上述神经和颞浅动静脉；眼轮匝肌受面神经的颧支和颞支支配；颞肌由三叉神经的第 3 支（下颌神经）的分支颞深神经支配。

功用 清肝明目，通络止痛。

主治病证 头痛，目疾，面瘫。

穴位埋线操作方法 选用一次性埋线针和 00 号羊肠线直刺或斜刺 0.3~0.5 寸。

子宫

定位 在下腹部，当脐中下 4 寸，中极旁开 3 寸。（图 34）

穴位解剖 皮肤、皮下组织、腹直肌。浅层有髂腹下神经和腹壁浅动脉分布；深层有髂腹股沟神经的肌支和腹壁下动脉分布；在深层可进入腹腔刺及小肠。

功用 理气调经，升提下陷。

主治病证 阴挺、月经不调，痛经，崩漏，不孕等妇科疾病。

穴位埋线操作方法 选用一次性埋线针和 00 号羊肠线直刺 0.8~1.2 寸，局

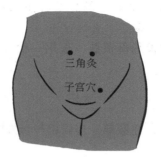

图 34 子宫穴

部酸胀感向外生殖器放散。

定喘

定位 俯卧位或正坐低头，在背部，穴位于后正中线上，第七颈椎棘突下大椎穴旁开 0.5 寸处。（图 35）

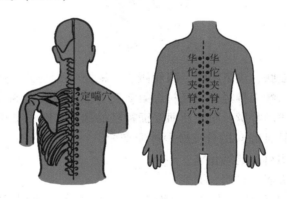

图 35 定喘穴、夹脊穴

穴位解剖 皮肤、皮下组织、斜方肌、菱形肌、颈夹肌、上后锯肌、竖脊肌（骶棘肌）。皮肤由第 8 颈神经后支的内侧支支配；皮下组织有上述皮神经的分支通过；斜方肌由副神经及第 3、4 颈神经前支支配；菱形肌由肩胛背神经支配，到该肌的神经纤维由第 4、5 颈神经组成；颈夹肌由 2、3、4、5 颈神经后支的外侧支支配；上后锯肌由第 1、2、3、4 肋间神经支配；竖脊肌（骶棘肌）由脊神经后支节段性支配，到穴区肌肉的神经主要是第 8 颈神经后支的外侧支和第 1 胸神经后支的外侧支。

功用 止咳平喘，通宣理肺。

主治病证 哮喘，咳嗽，肩背痛，落枕。

穴位埋线操作方法　选用一次性埋线针和 00 号羊肠线针尖向上或向内斜刺 0.5～0.8 寸。

夹脊

定位　在背腰部，当第一胸椎至第五腰椎棘突下两侧，后正中线旁开 0.5 寸，一侧 17 个穴位。左右共 34 穴。（图 35）

穴位解剖　皮肤、皮下组织、浅肌层（斜方肌、背阔肌、菱形肌、上后锯肌、下后锯肌）、深层肌（竖脊肌、横突棘肌）。分布有第一胸神经至第五腰神经的内侧皮支和伴行的动、静脉。深层布有第一胸神经至第五腰神经后支的肌支，肋间后动、静脉背侧支的分支或属支。

功用　调节脏腑机能。

主治病证　主治范围比较广，其中上胸部穴位治疗心肺、上肢疾病，下胸部位治疗胃肠疾病，腰部的穴位治疗腰、腹及下肢疾病。

穴位埋线操作方法　选用一次性埋线针和 00 号羊肠线针尖向上、向下或向棘突斜刺 0.3～0.5 寸。

腰眼

定位　在腰部，位于第四腰椎棘突下，旁开约 3.5 寸凹陷中。（图 36）

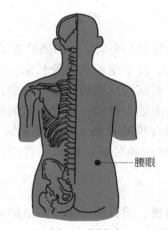

图 36　腰眼穴

穴位解剖　皮肤、皮下组织、背阔肌和骶棘肌。浅层有第 3 腰神经后支的皮支分布；深层有第 4 腰神经后支的肌支和腰动脉分布。

功用　强腰健肾。

主治病证　腰痛，月经不调，带下，虚劳。

穴位埋线操作方法 选用一次性埋线针和00号羊肠线直刺或针尖向上斜刺1.0~1.5寸。

阑尾

定位 在小腿外侧，当犊鼻下5寸，胫骨前缘旁开一横指，当足三里与上巨虚两穴之间。（图37）

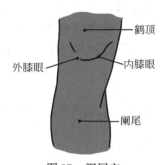

图37 阑尾穴

穴位解剖 皮肤、皮下组织、胫骨前肌、小腿骨间膜和胫骨后肌。皮肤由腓肠外侧皮神经分布，到该穴皮肤的神经纤维来自第5腰神经；皮下组织内有上述皮神经；胫骨前肌由腓深神经支配，针经过其外侧部；小腿骨间膜前面由腓深神经的分支支配，膜后面由胫神经的分支支配；胫骨后肌由胫神经支配，到该肌的神经纤维来自第5腰神经和第1骶神经。

功用 清热解毒，化瘀通腑。

主治病证 急、慢性阑尾炎，消化不良，下肢痿痹。

穴位埋线操作方法 选用一次性埋线针和00号羊肠线直刺1.5~2寸。

胆囊

定位 在小腿外侧，当腓骨小头前下方凹陷处直下2寸。（图38）

穴位解剖 穴下有皮肤、皮下组织和腓骨长肌。皮肤由腓肠外侧皮神经分布，到该穴皮肤的神经纤维来自第5腰神经；皮下组织内有上述皮神经；腓骨长肌由腓浅神经支配，到该肌的神经纤维来自第4腰神经至第1骶神经；针的深面是腓深神经和胫前动静脉，有可能刺中。

功用 利胆通腑。

主治病证 急慢性胆囊炎、胆石症、胆道蛔虫症等胆腑疾患。

穴位埋线操作方法 选用一次性埋线针和00号羊肠线直刺1.5寸。

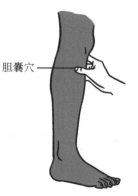

图38 胆囊穴

下篇

穴位埋线技术的临床应用

1 支气管哮喘

1.1 支气管哮喘概述

1.1.1 概念

支气管哮喘是以阵发性呼吸困难、哮鸣、咳嗽和咯痰为特征的疾病，一年四季均可发病，尤以寒冷季节及气候急剧变化时发病较多，男女老少皆可罹患，其形成是由于外在或内在过敏原或非过敏原等因素致使支气管发生可逆性阻塞导致支气管痉挛，黏膜水肿，分泌物增多产生的症状。其发作特点是反复发作，可在数分钟内缓解，也可持续几天而不停。该病在我国属常见病和多发病，哮与喘是两种不同症状，呼吸急促者谓之喘，喉中有声音谓之哮，中医学认为哮必兼喘，故一般通称"哮喘"。

1.1.2 病因病机

(1) 中医病因病机

中医学认为，哮喘的发生，为宿痰内伏于肺，复加外感、饮食、情志或劳倦等因素，以致痰阻气道，肺气上逆所致。发作时痰阻气闭邪实为主，若长期反复发作，寒痰伤及脾胃之阳，痰热耗灼肺肾之阴，则可从实转虚，在平时表现肺、脾、肾等脏器虚弱之候。

(2) 西医病因病机

哮喘的病因还不十分清楚，患者个体过敏体质及外界环境的影响是发病的危险因素。哮喘与多基因遗传有关，同时受遗传因素和环境因素的双重影响。

许多调查资料表明，哮喘患者亲属患病率高于群体患病率，并且亲缘关系越近，患病率越高；患者病情越严重，其亲属患病率也越高。目前，哮喘的相关基因尚未完全明确，但有研究表明存在与气道高反应性、IgE 调节和特应性反应相关的基因，这些基因在哮喘的发病中起着重要作用。

环境因素中主要包括某些激发因素，如尘螨、花粉、真菌、动物毛屑、二氧化硫、氨气等各种特异和非特异性吸入物；感染，如细菌、病毒、原虫、寄生虫等；食物，如鱼、虾、蟹、蛋类、牛奶等；药物，如普萘洛尔、阿司匹林等；气候变化、运动、妊娠等都可能是哮喘的激发因素。

1.1.3 临床表现

与哮喘相关的症状有咳嗽、喘息、呼吸困难、胸闷、咳痰等。典型的表现是发作性伴有哮鸣音的呼气性呼吸困难。严重者可被迫采取坐位或呈端坐呼吸，干咳或咯大量白色泡沫痰，甚至出现紫绀等。哮喘症状可在数分钟内发作，经数小时至数天，用支气管扩张药或自行缓解。早期或轻症的患者多数以发作性咳嗽和胸闷为主要表现。这些表现缺乏特征性。

哮喘的发病特征是：①发作性：当遇到诱发因素时呈发作性加重；②时间节律性：常在夜间及凌晨发作或加重；③季节性：常在秋冬季节发作或加重；④可逆性：平喘药通常能够缓解症状，可有明显的缓解期。

发病前有鼻痒、喉痒、喷嚏、胸闷、咳嗽，常由吸入花粉、有机尘埃、冷空气诱发（外源性、过敏性哮喘），或由上呼吸道感染诱发（内源性、感染性哮喘）。此外，药物（阿司匹林、吲哚美辛、普萘洛尔等）和运动亦可诱发。

典型表现为突发呼气性呼吸困难，两肺广泛哮鸣音，经数分钟至数小时发作后喘息缓解，继而咯出大量黏稠痰液。部分病人以刺激性咳嗽症状为主。若治疗无效，哮喘持续24小时以上，极度呼吸困难，烦躁或意识障碍，大汗、紫绀，提示为哮喘持续状态。

1.1.4 临床诊断

(1) 中医诊断

实证主症：病程短，哮喘声高气粗，呼吸深长，呼出为快，体质较强，脉象有力。

兼见咳嗽喘息，咳痰稀薄，形寒无汗，头痛，口不渴，脉浮紧，苔薄白，为风寒外袭；咳喘黏痰，咯痰不爽，胸中烦闷，咳引胸胁作痛，或见身热口渴，纳呆，便秘，脉滑数，苔黄腻，为痰热阻肺。

虚证主症：病程长，反复发作，哮喘声低气怯，气息短促，体质虚弱，脉象无力。

兼见喘促气短，喉中痰鸣，语言无力，吐痰稀薄，动则汗出，舌质淡，或微红，脉细数，或软而无力，为肺气不足；气息短促，动则喘甚，汗出肢冷，舌淡，脉沉细，为久病肺虚及肾。

(2) 西医诊断

参照《支气管哮喘防治指南》（中华医学会呼吸病学分会哮喘学组修订，2008年）进行诊断。

反复发作喘息、气急、胸闷或咳嗽，多与接触变应原、冷空气、物理及化学性刺激、病毒性上呼吸道感染、运动等有关；发作时在双肺可闻及散在或弥漫性、以呼气象为主的哮鸣音，呼气相延长；上述症状可经治疗缓解或自行缓解；除外其他疾病所引起的喘息、气急、胸闷和咳嗽。

如果临床表现不典型者（如无明显喘息或体征），应至少具备以下 1 项试验阳性：支气管激发试验或运动激发试验阳性；支气管舒张试验阳性，FEV1 增加 ≥12%，且 FEV1 增加绝对值≥200ml；呼气流量峰值（PEF）日内（或 2 周）变异率≥20%。

1.2　穴位埋线在支气管哮喘中的应用

选取穴位　尺泽、膻中、定喘、肺俞、足三里、血海、丰隆、三阴交。

随证加减　风寒外袭加外关、列缺、风门；痰热阻肺大椎、风门；肺气不足加魄户、气海；肺俞虚弱加肾俞、脾俞、气海。

操作规程　取 6 ~ 8 个穴位，穴位常规消毒，取 1% 的利多卡因注射液 5ml，0.1mg 地塞米松注射液 1ml，生理盐水若干，每穴注射药物 1 ~ 2ml，药物注射完后，将剪好的 2cm 长 00 号羊肠线装入 12 号一次性埋线针内，用力迅速刺入穴位皮下，再将针缓慢刺入适当深度，待患者有强烈的酸、麻、胀、重的感觉后，右手稍向上提，左手拇指隔无菌纱布压住针口处，左手食指缓缓将针芯向下推，将线埋入穴位内。拔针后压迫针口，如无出血，再用碘伏消毒针孔，并用无菌纱布及胶布固定即可。

操作间隔　25 ~ 30 天 1 次，3 次 1 个疗程。

主治　主要用于支气管哮喘缓解期。在急性发作期应配合药物同时治疗。

1.3　注意事项

1）哮喘持续状态者易导致严重缺氧、酸碱平衡破坏及电解质紊乱，出现呼吸、循环衰竭，应积极采取综合治疗。

2）在缓解期，可以配合艾灸、穴位敷贴疗法进行治疗，有较好的预防发作的作用。

3）平时积极锻炼身体，增强体质，提高抗病能力；同时注意防寒保暖，力戒烟酒，不吃或少食肥甘厚味及海腥发物。认真查找过敏源，避免接触而诱发。

2 神经衰弱

2.1 神经衰弱概述

2.1.1 概念

神经衰弱是一种常见的神经官能症，患者常感体力和脑力不足，易疲劳，工作效率低下，常有头痛等躯体不适感和睡眠障碍，但无器质性病变存在，多见于青壮年，以脑力劳动者居多，本病属中医学"不寐"、"心悸"等证范畴。

2.1.2 病因病机

(1) 中医病因病机

中医认为本病多由七情所伤过喜伤心，导致心神不宁。大怒伤肝，肝气横逆，化火上炎，扰乱心神。思虑过度则伤脾，脾气虚则运化无权，气血化源不足，心神失养。悲忧伤肺，肺气伤则魄不能安。惊恐作肾，肾之阴精亏于下，心火炎于上，心肾不交；或饮食不节，损伤脾胃脾胃运化失和，气机升降逆乱，上扰神明而致；或劳逸过度或大病、久病耗气伤血而致气血两虚，心神失养；或房室过度或先天不足肾精亏虚，肾阴虚不养心阴，心阴不足则心阳上亢而致心肾不交，发为本证。

(2) 西医病因病机

目前大多数学者认为神经衰弱是指由于某些长期存在的精神因素引起脑功能活动过度紧张，从而产生了精神活动能力的减弱，由于神经系统的功能状态和客观刺激的耐受程度差异，对于某些事情不能正确对待和处理，以致干扰神经系统的正常活动，造成兴奋和抑制过程的失调，在神经系统的病理形态学方面，没有发现实质性改变，病人的症状和体征经过详尽的检查后，也没有发现相应器官有器质性改变。

2.1.3 临床表现

易疲劳：脑力与体力均易疲劳，工作与学习效率减退，与正常人生理性疲劳不同，往往清晨起床就感倦怠无力，休息也不解决问题；易兴奋：有些患者对声音刺激或细微躯体不适表现过度敏感；情绪障碍表现为易激惹，常急躁易怒，或烦躁不快，精神紧张，难以松弛；睡眠障碍：主要为入睡困难，多梦易醒，头昏脑涨，耳鸣，健忘，注意力不集中等现象；紧张性疼痛和自主神经功能紊乱：常见如头痛重压感，腰酸痛，胸闷气短，心悸、多汗、厌食、腹胀、尿频、遗精、阳实、早泄、月经失调等。

2.1.4　临床诊断

(1) 中医诊断

肝火扰心：心烦不能入睡，烦躁易怒，头痛面红，胸闷胁痛，舌红苔黄，脉弦数。

痰热内扰：睡眠不安，心烦懊恼，胸闷脘痞，口苦痰多，头晕目眩，舌红苔黄腻，脉滑或滑数。

心肾不交：口干少津，心烦不寐，或时寐时醒，手足心热，头晕耳鸣，心悸健忘，颧红潮舌红苔少，脉细数。

心脾两虚：多梦易醒，或朦胧不实，心悸健忘，头晕目眩，神疲乏力，面色少华，舌淡苔薄，脉细弱。

心虚胆怯：夜寐多梦易惊，心悸胆怯，舌淡苔薄，脉弦细。

(2) 西医诊断

病程在 3 个月以上，符合下列条件中 3 项即可诊断。

衰弱症状：脑力易疲劳，感到没有精神，自感脑子迟钝，注意力不集中，或不能持久，记忆力差，脑力劳动率显著下降，体力亦易疲劳。

情绪症状：烦恼，心情紧张易激惹等，可有轻度焦虑或抑郁，但在病程中，只占很少一部分时间。

兴奋症状：感到精神兴奋，表现为回忆和联想增多，且控制不住，伴有不快感，但没有言语改变，肌肉紧张性疼痛，肢体肌肉酸痛。

睡眠障碍：如入睡困难，为多梦所苦，醒后感到不解乏，睡眠感丧失（实际已睡自感未睡），睡眠醒后觉节律紊乱（夜间不眠，白天无精打采）。

2.2　穴位埋线在神经衰弱中的应用

选取穴位　内关、巨阙、心俞、百会、印堂、三阴交。

随证加减　肝火扰心者，加肝俞、阳陵泉；痰热内扰者，加丰隆、曲池；心脾两虚者，加脾俞、足三里；心肾不交者，加肾俞、命门；心胆气虚者，加胆俞、阳陵泉。

操作规程　取 6～8 个穴位，穴位常规消毒，取 1% 的利多卡因注射液 5ml，

0.1mg 甲钴胺注射液 1ml，维生素 B_1 注射液 1ml，加生理盐水将其稀释至 10ml，每穴注射药物 1~2ml，药物注射完后，将所选的 1cm 长 00 号羊肠线装入所 12 号一次性埋线针内，迅速刺入穴位皮下，将针缓慢刺入被透穴位下，得气后，边退穿刺针边推针芯。将羊肠线留于皮下。出针后用消毒棉球按压针孔片刻。用创可贴贴敷针孔即可。

操作间隔 20~30 天 1 次，3 次 1 个疗程。

主治 神经衰弱。

2.3 注意事项

1）穴位埋线技术治疗本病有一定的疗效，耳穴压丸法可增强其治疗效果。

2）情志不畅对本病影响较大。因此要保持情志调畅，消除其烦恼、忧思、惊恐、焦虑等不安情绪。

3）避免长期持续紧张和过度疲劳的工作，保持劳逸适度，适当参加体育锻炼，如太极拳、广播操等。

3 癫痫

3.1 癫痫概述

3.1.1 概念

癫痫是由于大脑皮质突然发生过量放电引起阵发性、短暂的脑功能失调。本病可发于任何年龄，但以青少年为多。本病属于中医"痫证"范畴。

3.1.2 病因病机

（1）中医病因病机

中医认为本病多与先天因素、精神因素、脑部外伤及六淫之邪、饮食失调等有关。母孕受惊或高热、服药不慎，或胎儿头部受损；情志刺激，肝郁不舒，肝、脾、肾等脏气机失调，骤然阳升风动，痰气上壅；上述因素可导致机体气机逆乱，痰浊壅阻经络，扰乱清窍神明，神失所司，脉络失和，产生痫证。

（2）西医病因病机

癫痫病因极其复杂，并存在多种影响发病的因素。

先天性疾病：如染色体异常，遗传性代谢障碍，脑畸形及先天性脑积水等。

外伤：颅脑产伤是婴幼儿期症状性癫痫的常见原因，挫伤，出血和缺血也能导致局部脑组织软化，日后形成癫痫灶。成人闭合性脑外伤后约有 5% 发生癫痫，重症及开放性脑外伤发生的癫痫更多，可达 30% 左右。

感染：各种脑炎，脑膜炎，脑脓肿急性期的充血，水肿，毒素的影响及渗出物都可能引起癫痫发作，痊愈后形成的瘢痕及粘连也可能成为癫痫灶，寄生虫病如脑血吸虫病，脑肺吸虫病，脑囊包虫等常引起癫痫。

中毒：铅，汞，一氧化碳中毒，以及全身性疾病如肝性脑病，高血压综合征，急性肾炎，尿毒症等，均可发生癫痫。

颅内肿瘤：30 岁以后发生癫痫的病人，除脑外伤外，脑肿瘤是常见原因，尤其是生长缓慢的少突胶质瘤、脑膜瘤、星形细胞瘤等。

脑血管病：除脑血管畸形及动脉瘤引起的癫痫发作年龄较轻外，脑血管病性癫痫多见于中老年人。出血性及缺血性脑血管病均可以引起癫痫。

营养代谢性疾病：低血糖、糖尿病昏迷、甲亢均可引起癫痫发作。

变应性疾病：如结节性硬化症，老年痴呆等也常伴有癫痫发作。

3.1.3　临床表现

（1）全面强直-阵挛发作

系指全身肌肉抽动及意识丧失的发作，以产伤、脑外伤、脑瘤等较常见。强直-阵挛发作可发生在任何年龄，是各种癫痫中最常见的发作类型。其典型发作可分为先兆期、强直期、阵挛期、恢复期四个临床阶段。

（2）单纯部分发作

是指脑的局部皮质放电而引起的与该部位的功能相对应的症状，包括运动、感觉、自主神经、精神症状及体征。分为四组：①伴运动症状者；②伴躯体感觉或特殊感觉症状者；③伴自主神经症状和体征者；④伴精神症状者。

（3）复杂部分发作

习惯上又称精神运动发作，伴有意识障碍。先兆多在意识丧失前或即将丧失时发生，故发作后患者仍能回忆。

（4）失神发作

其典型表现为短暂的意识障碍，而不伴先兆或发作后症状。

（5）癫痫持续状态

是指单次癫痫发作超过 30 分钟，或者癫痫频繁发作，以致患者尚未从前一次发作中完全恢复而又有另一次发作，总时间超过 30 分钟者。癫痫持续状态是一种需要抢救的急症。

3.1.4　临床诊断

（1）中医诊断

痰火扰神：卒然仆倒，不省人事，四肢强痉拘挛，口中有声，口吐白沫，烦躁不安，气高息粗，痰鸣漉漉，口臭便干。舌质红或暗红，苔黄腻，脉弦滑。

血虚风动：或卒然仆倒，或面部烘热，或两目瞪视，或局限性抽搐，或四肢抽搐无力，手足蠕动，二便自遗。舌质淡，少苔，脉细弱。

风痰闭窍：发则卒然昏仆，目睛上视，口吐白沫，手足抽搐，喉中痰鸣。舌质淡红，苔白腻，脉滑。

瘀阻脑络：发则卒然昏仆，瘛疭抽搐，或单以口角、眼角、肢体抽搐，颜面口唇青紫。舌质紫暗或有瘀点，脉弦或涩。

心脾两虚：久发不愈，卒然昏仆，或仅头部下垂，四肢无力，伴面色苍白，口吐白沫，四肢抽搐无力，口噤目闭，二便自遗。舌质淡，苔白，脉弱。

肝肾阴虚：发则卒然昏仆，或失神发作，或语謇，四肢逆冷，肢搐瘛疭，手足蠕动，健忘失眠，腰膝酸软。舌质红绛，少苔或无苔，脉弦细数。

（2）西医诊断

诊断癫痫的主要因素包括病史、体格检查、脑电图检查、神经影像学检查等。病史、脑电图检查是诊断癫痫的主要依据，临床必须详细询问病史，了解发作时症状、发作持续时间、发作频率、有无先兆、诱因、发作后情况及发作规律等，结合脑电图进行综合分析。

3.2 穴位埋线在癫痫中的应用

选取穴位 长强、筋缩、鸠尾、丰隆、阳陵泉。

随证加减 血瘀阻络加百会、太阳、膈俞活血通络、醒神止搐；血虚风动加血海、三阴交养血柔筋、熄风止搐；心脾两虚加心俞、脾俞补益心脾、益气养血；肝肾阴虚加肝俞、肾俞、太溪补益肝肾、潜阳安神；

操作规程 取6~8个穴位，用龙胆紫作出进针点的标记，穴位常规消毒，常规皮肤消毒后，取1%的利多卡因注射液5ml，0.1mg甲钴胺注射液1ml，维生素 B_1 注射液1ml，加生理盐水将其稀释至10ml，每穴注射药物1~2ml，药物注射完后，用镊子夹取剪成1~2cm长的羊肠线放置在一次性埋线针针管，左手拇指、食指绷紧或捏起进针部位的皮肤，右手持针迅速刺入穴位皮肤，然后根据不同埋线部位，将针刺入所需要的深度，出现针感后，边推针芯边退针管，将羊肠线埋在穴位的皮下组织或肌肉层，再将针孔用碘伏消毒，外敷创可贴。

操作间隔 20~30天1次，3次1个疗程。

主治 癫痫间歇期、小发作、单纯部分发作。

3.3 注意事项

1）针灸治疗癫痫能改善症状，减少发作次数。如能配合中药疗效更好。不要在癫痫大发作时埋线治疗以免发生断针事故。

2）如治疗前已经在应用药物治疗，埋线过程中不能停药，待发作控制稳定半年以后再逐步减药停药。

3）对继发性癫痫须详细询问病史，明确诊断，积极治疗原发病。

4）调节情志，保持心情舒畅；调理饮食，不饮酒，多食清淡易消化的食物。

5）癫痫患者，不宜参加带有危险性的工作和活动。

4 高血压

4.1 高血压概述

4.1.1 概念

高血压病是我国最常见的心血管疾病，也是最大的流行病之一。它不仅患病率高，且常引起严重的心、脑、肾并发症，是脑卒中、冠心病的主要危险因素。在绝大多数患者中，高血压病因不明，称之为原发性高血压；在约5%患者中，血压升高是某些疾病的一种表现，故称为继发性高血压。本病属于中医学"眩晕"、"头痛"范畴。

4.1.2 病因病机

（1）中医病因病机

中医学认为，本病病位在脑，与忧郁恼怒、恣食厚味、劳伤过度和气血虚弱有关。有因情志不舒、气郁化火、风阳升动、肝阳上亢而发者；有因恣食肥厚、脾失健运、痰湿中阻、清阳不升而发者；有因劳伤过度、肾精亏损、不能上充于脑而发者；病后体虚、气血虚弱、脑失所养亦能发生眩晕。

（2）西医病因病机

高血压病因不明，与发病有关的因素有：

年龄：发病率有随年龄增长而增高的趋势，40岁以上者发病率高。

食盐：摄入食盐多者，高血压发病率高，有认为食盐<2g/日，几乎不发生高血压；3~4g/日，高血压发病率3%，4~15g/日，发病率33.15%，>20g/日发病率30%。

体重：肥胖者发病率高。

遗传：大约半数高血压患者有家族史。

环境与职业：有噪音的工作环境，过度紧张的脑力劳动均易发生高血压。

4.1.3 临床表现

（1）缓进型高血压

早期表现：早期多无症状，偶尔体检时发现血压增高，或在精神紧张，情绪激动或劳累后感头晕、头痛、眼花、耳鸣、失眠、乏力、注意力不集中等症状，可能系高级精神功能失调所致。早期血压仅暂时升高，随病程进展血压持续升高，脏器受累。

脑部表现：头痛、头晕常见。多由于情绪激动，过度疲劳，气候变化或停用降压药而诱发。血压急骤升高。剧烈头痛、视力障碍、恶心、呕吐、抽搐、昏迷、一过性偏瘫、失语等。

心脏表现：早期，心功能代偿，症状不明显；后期，心功能失代偿，发生心力衰竭。

肾脏表现：长期高血压致肾小动脉硬化。肾功能减退时，可引起夜尿，多尿、尿中含蛋白、管型及红细胞。尿浓缩功能低下。出现氮质血症及尿毒症。动脉改变和眼底改变。

（2）急进型高血压

也称恶性高血压，占高血压病的 1%，可由缓进型突然转变而来，也可起病。恶性高血压可发生在任何年龄，但以 30~40 岁为最多见。血压明显升高，舒张压多在 17.3kPa（130mmHg）以上，有乏力、口渴、多尿等症状。视力迅速减退，眼底有视网膜出血及渗出，常有双侧视神经乳头水肿。迅速出现蛋白尿，血尿及肾功能不全。也可发生心力衰竭，高血压脑病和高血压危象，病程进展迅速多死于尿毒症。

4.1.4　临床诊断

（1）中医诊断

风阳上扰：眩晕耳鸣，头目胀痛，烦躁易怒，失眠多梦，面红目赤，口苦，舌红、苔黄，脉弦数。

痰浊上蒙：头重如裹，视物旋转，胸闷恶心，呕吐痰涎，口黏纳差，舌淡、苔白腻，脉弦滑。

3. 气血不足：头晕目眩，面色淡白或萎黄，神倦乏力. 心悸少寐，腹胀纳呆，舌淡、苔薄白，脉弱。

4. 肝肾阴虚：眩晕久发不已，视力减退，少寐健忘，心烦口干，耳鸣，神倦乏力，腰酸膝软，舌红、苔薄，脉弦细。

（2）西医诊断

在未用抗高血压药情况下，收缩压 ≥139mmHg 和/或舒张压 ≥89mmHg，目前正在用抗高血压药，血压虽然低于 140/90mmHg，亦应该诊断为高血压。

高血压病分期：

第一期：血压达确诊高血压水平，临床无心、脑、肾损害征象。

第二期：血压达确诊高血压水平，并有下列一项者①体检、X线、心电图或超声心动图示左心室扩大。②眼底检查，眼底动脉普遍或局部狭窄。③蛋白尿或血浆肌酐浓度轻度增高。

第三期：血压达确诊高血压水平，并有下列一项者：①脑出血或高血压脑病。②心力衰竭。③肾间歇期功能衰竭。④眼底出血或渗出，伴或不伴有视神经乳头水肿。⑤心绞痛，心肌梗死，脑血栓形成。

4.2　穴位埋线在高血压中的应用

选取穴位　百会、风池、头维、曲池、足三里、悬钟。

随证加减　风阳上扰加阳陵泉、胆俞；痰浊上蒙加内关、中脘、丰隆；气血不足加气海、血海、脾俞；肝肾阴虚加肝俞、肾俞。

操作规程　取6~8个穴位，用龙胆紫作出进针点的标记，穴位常规消毒，将1~2cm长已消毒00号的羊肠线装入12号一次性无菌埋线针，快速刺入皮下进入穴位，待病人有得气感后，推进针芯，退出针头，将羊肠线埋入，针孔挤压出血后，外敷创可贴。

操作间隔　20~30天1次，3次1个疗程。

主治　高血压早期。

4.3　注意事项

1）穴位埋线治疗高血压早期具有一定的临床疗效，但应查明原因，明确诊断，在治疗的同时应测血压，查血色素、红细胞计数及心电图、电测听、脑干诱发电位、眼震电图及颈椎X光片等。如需要还应作CT、核磁共振检查。

2）眩晕发作时，令患者闭目安卧（或坐位），以手指按压印堂、太阳等穴，使头面部经气疏畅，眩晕症状可减轻。

3）应以清淡食物为主，少食油腻厚味之品，以免助湿生痰，酿热生风。也应避免辛辣食品，戒除烟酒，以防风阳升散。

5　冠状动脉粥样硬化性心脏病

5.1　冠状动脉粥样硬化性心脏病概述

5.1.1　概念

冠状动脉粥样硬化性心脏病，是指因血液内脂类物质不断在冠状动脉血管内沉积，而产生动脉硬化及斑块，使冠状动脉血管腔阻塞，导致心肌缺血、缺氧所造成的缺血性心脏病。冠心病是40岁以上人群中的一种常见病、多发病，也是危害中老年人健康的常见病，脑力劳动者较多。由于冠状动脉硬化的速度不一，受侵血管的范围不一，狭窄的程度不同，各人的代偿能力不同，所以，冠心病的表现也千变万化。

本病属于中医学"胸痹"、"心痛"、"真心痛"范畴。

5.1.2　病因病机

（1）中医病因病机

中医学认为，本病主要是因年老体衰、正气亏虚、脏腑功能受到损伤、阴阳气血失调，又受七情内伤、寒冷刺激、饮食不节、劳逸失度等因素的影响，引起气滞血瘀、痰浊内生、胸阳不振，导致心脉痹阻而致病。

肾乃先天之本，肾阳虚则不能鼓舞他脏阳气，若脾胃失其温煦而运化无能，致营血不足，脉道不能充盈，则心失濡养。心主血脉，为气血运行的动力，心气不足，鼓动无力则出现此病；脾为后天之本，主运化，如过食膏粱厚味，损伤脾胃，以致运化失常，变生痰浊脂液，气血运行受阻，致使气结血凝而发生胸痛；肺主气，司呼吸，主肃降。若肺气虚或肃降失常，从而影响营养心脏之脉络气机郁滞而致血瘀，则发生本病；暴怒生气，肝失疏泄，肝气郁滞，亦可诱发心绞痛。精神因素方面，七情内伤可致气机不畅，因气为血帅，气滞则血瘀，以致心脉痹阻；外邪主要是寒邪侵袭，血流稽迟，泣而不行，客于胸阳之位则心痛。

总而言之，冠心病是一个"本虚标实"之证。在发病过程中，心、肝、脾、肺、肾五脏虚损是病之本；气滞、血瘀、痰浊、阴寒是病之标。标实本虚是冠心病的病机特点。

（2）西医病因病机

本病病因至今尚未完全清楚，但认为与以下因素有关。

年龄与性别：40 岁后冠状动脉粥样硬化性心脏病发病率升高，女性绝经期前发病率低于男性，绝经期后与男性相等。

高脂血症：脂质代谢紊乱是冠状动脉粥样硬化性心脏病最重要因素。总胆固醇、高密度脂蛋白胆固醇水平、低密度脂蛋白胆固醇水平和冠状动脉粥样硬化性心脏病事件的危险性之间存在着密切的关系。

高血压：高血压与冠状动脉粥样硬化的形成和发展关系密切。收缩期血压比舒张期血压更能增加冠心病死亡的危险。

吸烟：吸烟是状动脉粥样硬化性心脏病的重要危险因素，是唯一最可避免的死亡原因。本病的发生与吸烟之间存在着明显的用量–反应关系。

糖尿病：冠状动脉粥样硬化性心脏病是未成年糖尿病患者首要的死因。

肥胖症：已明确为冠状动脉粥样硬化性心脏病的首要危险因素，可增加冠心病死亡率。

久坐生活方式：不爱运动的人冠状动脉粥样硬化性心脏病的发生和死亡危险性将翻一倍。

此外还有有遗传、饮酒、环境因素等。

以上原因导致体内脂质代谢不正常，血液中的脂质沉着在原本光滑的动脉内膜上，在冠状动脉内膜一些类似粥样的脂类物质堆积而成白色斑块，这些斑块渐渐增多造成动脉腔狭窄，使血流受阻，导致心脏缺血，产生心绞痛。如果冠状动脉壁上的斑块形成溃疡或破裂，就会形成血栓，使整个血管血流完全中断，发生急性心肌梗死，甚至猝死。

5.1.3 临床表现

冠状动脉粥样硬化性心脏病临床分为无症状性心肌缺血型、心绞痛型、心肌梗死型、心力衰竭型、猝死型五个类型。其中最常见的是心绞痛型，最严重的是心肌梗死和猝死两种类型。

无症状性心肌缺血型：患者有广泛的冠状动脉阻塞却没有感到过心绞痛，甚至在心肌梗死时也没感到心绞痛，常规体检或因运动试验阳性而做冠脉造影才发现，也有部分患者在发生了心脏性猝死。

心绞痛型：是一组由于急性暂时性心肌缺血、缺氧所起的症候群：胸部压迫窒息感、闷胀感、剧烈的烧灼样疼痛，一般疼痛持续 1~5 分钟，偶有长达 15 分钟，可自行缓解；疼痛常放射至左肩、左臂前内侧直至小指与无名指；疼痛在心脏负担加重（例如体力活动增加、过度的精神刺激和受寒）时出现，在休息或舌下含服硝酸甘油数分钟后即可消失；疼痛发作时，可伴有（也可不伴有）虚脱、出汗、呼吸短促、忧虑、心悸、恶心或头晕症状。

心肌梗死的表现为：突发时胸骨后或心前区剧痛，向左肩、左臂或他处放射，且疼痛持续半小时以上，经休息和含服硝酸甘油不能缓解；呼吸短促、头晕、恶心、多汗、脉搏细微；皮肤湿冷、灰白、重病病容；部分表现为晕厥或休克。

心力衰竭型：表现为心悸、气紧、水肿、乏力等，还有部分患者从来没有心绞痛，而直接表现为心力衰竭和心律失常。

猝死型：指由于冠心病引起的不可预测的突然死亡，在急性症状出现以后6小时内发生心脏骤停所致。

5.1.4　临床诊断

(1) 中医诊断

心血瘀阻：心胸阵痛，如刺如绞，固定不移，入夜为甚，伴有胸闷心悸，面色晦暗。舌质紫暗，或有瘀斑，舌下络脉青紫，脉沉涩或结代。

寒凝心脉：心胸痛如压榨，遇寒而作，形寒肢冷，胸闷心悸，甚则喘息不得卧。舌质淡，苔白滑，脉沉细或弦紧。

痰浊内阻：心胸窒闷或如物压，气短喘促，多形体肥胖，肢体沉重，脘痞，痰多口黏，舌苔浊腻，脉滑。痰浊化热则心痛如灼，心烦口干，痰多黄稠，大便秘结，舌红，苔黄腻，脉滑数。

心气虚弱：心胸隐痛，反复发作，胸闷气短，动则喘息，心悸易汗，倦怠懒言，面色㿠白。舌淡暗或有齿痕，苔薄白，脉弱或结代。

心肾阴虚：心胸隐痛，久发不愈，心悸盗汗，心烦少寐，腰酸膝软，耳鸣头晕，气短乏力。舌红，苔少，脉细数。

心肾阳虚：胸闷气短，遇寒则痛，心痛彻背，形寒肢冷，动则气喘，心悸汗出，不能平卧，腰酸乏力，面浮足肿。舌淡胖，苔白，脉沉细或脉微欲绝。

(2) 西医诊断

一般起病较慢，少数急骤，病程呈慢性过程，迁延数年至数十年，常有发作期与缓解期交替，或持续并逐渐加重；多见于中年以上，常因操劳过度，抑郁恼怒、多饮暴食或感受寒冷而诱发；具备本节所述的临床表现。

部分患者心绞痛发作时可出现暂时性血压升高、窦性心动过速、心尖部出现房性奔马律、第一心音亢进、收缩期杂音等。

心电图检查：缺血型S-T段，ST段下移0.05mm以上。变异型心绞痛心电图改变S-T暂时抬高。

动态心电图：S-T 段缺血样改变，心律失常。

超声心动图：可探测左冠状动脉主动脉管腔狭窄及不规则。

必要时作心肌酶谱测定。

5.2　穴位埋线在冠状动脉粥样硬化性心脏病中的应用

选取穴位　内关、膻中、巨阙、心俞、足三里。

随证加减　心血瘀阻加血海、膈俞；寒凝心脉加关元、命门；痰浊内阻加丰隆、三阴交；心气虚弱加至阳、灵台；心肾阴虚加肾俞、三阴交；心肾阳虚加肾俞、命门。

操作规程　取 6 ~ 8 个穴位，用龙胆紫作出进针点的标记，穴位常规消毒，将 1 ~ 2cm 长已消毒 00 号的羊肠线装入 12 号一次性无菌埋线针，快速刺入皮下进入穴位，待病人有得气感后，推进针芯，退出针头，将羊肠线埋入，针孔挤压出血后，外敷创可贴。

操作间隔　20 ~ 30 天 1 次，3 次 1 个疗程。

主治　冠状动脉粥样硬化性心脏病。

5.3　注意事项

1）本病病情危急，必须及时救治，慎重处理。

2）穴位埋线技术对减轻和缓解心绞痛、心律不齐疗效确切，对心肌梗死型冠状动脉粥样硬化性心脏病，在其综合治疗好转后，可埋线增强疗效并减轻药物的毒副作用。

3）患者应注意饮食起居，饮食宜清淡，忌肥甘厚味，力戒烟酒。

4）畅达情志，勿大喜、大悲、过于激动，保持平静、愉快的心境。

6 颈椎病

6.1 颈椎病概述

6.1.1 概念

颈椎病又称"颈椎综合征"，是增生性颈椎炎、颈椎间盘脱出以及颈椎间关节、韧带等组织的退行性改变刺激和压迫颈神经根、脊髓、椎动脉和颈部交感神经等而出现的一系列综合症候群。其部分症状分别见于中医学的"项强"、"颈筋急"、"颈肩痛"、"头痛"、"眩晕"等病症中。好发于40~60岁中老年人，现在呈现低龄化趋势。

6.1.2 病因病机

（1）中医病因病机

肾主骨生髓，肝藏血主筋，人到中年以后，肝肾由盛而衰，筋骨得不到精血的充分濡养，逐渐退化变性，在外伤、劳损、风寒湿侵袭等外因影响下，导致局部气血运行不畅，经络阻滞而发病，而局部病变又可进一步影响脏腑功能，产生眩晕、麻木、惊厥等复杂证候。因此颈椎病是在内外结合下发病的，其特点是病程迁延，症状繁杂，轻重悬殊。

（2）西医病因病机

颈椎病的发生主要源于椎间盘的退变，它最早出现在纤维环，继之影响到髓核，以至软骨板。当椎间盘发生退行性改变后，首先会造成椎间关节不稳和活动异常，进而波及小关节。早期主要软骨退变，渐而波及软骨下，形成骨关节炎，使关节间隙变窄，关节突肥大和骨刺形成，致使椎间孔变窄，刺激或压迫神经根，引起各种病痛。在椎间盘、关节突出现退变的同时，黄韧带和前后纵韧带亦增生肥厚，在后期会发生骨化或钙化，使椎管变窄或是在颈后伸时形成皱折并突向椎管，最终在姿势不良、感受风寒或外伤等诸多诱因下使颈椎的某些节段发生错动和产生继发性的改变，进而使脊髓、血管或神经根受到刺激或压迫，产生各种症状和体征。

同时颈椎4~6是活动最多和最灵活的部位，颈椎4、5和颈椎5、6椎间的屈曲范围也是最大的。一般而言，成角最大的部位发生在4、5椎间，不过，因为解剖上的变异、软组织的影响和姿势等因素，都有可能改变成角的部位。由于头颈屈曲和伸展最多的部位发生在颈椎 4~6 处，这些节段的静态曲度最大，所受的应力也大，因此它们是磨损最多和增生、退化出现最早的部位。

6.1.3 临床表现

颈椎病按其受压部位的不同，一般可分为颈型、神经根型、脊髓型、交感型、椎动脉型、混合型等。

颈型颈椎病：颈部不适感有颈部疼痛、颈部酸胀、颈部发僵活动或者按摩后好转；晨起、劳累、姿势不正及寒冷刺激后突然加剧；活动颈部有"嘎嘎"响声；颈部肌肉发板、僵硬；用手按压颈部有疼痛点；按摩颈部有韧带"弹响"，转动颈部不够灵活等。

椎动脉型颈椎病：临床表现为轻重不一的眩晕，发作时，病人感到头重脚轻，站立不稳，常在头部活动，如头向上仰、突然转头或反复左右转头时发生眩晕或眩晕加重，严重者可发生晕厥或昏迷，多伴有复视、眼震、耳鸣、耳聋、恶心呕吐等症状。

神经根型颈椎病：上肢的感觉、运动功能障碍，常表现为一侧上肢节段的运动障碍或感觉麻木，甚至会出现手部以大、小鱼际肌及骨间肌的萎缩。

交感型颈椎病：颈椎退行性变刺激交感神经纤维所引起的一系列反射性自主神经功能紊乱的症候群，包括眼耳鼻喉部的症状如眼胀、干涩或多泪、视力变化、视物不清、眼前好像有雾等；耳鸣、耳堵、听力下降；鼻塞、咽部异物感、口干及味觉改变等；胃肠道症状如恶心甚至呕吐、腹胀、腹泻、消化不良、嗳气以及咽部异物感等；心血管症状如心悸、胸闷、心率变化、心律失常、血压变化等。

脊髓型颈椎病：早期为双侧或单侧下肢麻木、疼痛、僵硬发抖、无力、颤抖，行走困难，继而双侧上肢发麻，握力减弱，容易失落物品。上述症状加重时，可有便秘、排尿困难与尿潴留或尿失禁等。

混合型：上述 2 种及 2 种以上颈椎病类型混合出现。

6.1.4 临床诊断

(1) 中医诊断

风邪痹阻：夜寐露肩或久卧湿地而致颈强脊痛，肩臂酸楚，颈部活动受限，甚则手臂麻木，遇风加重舌苔薄白或白腻，脉弦紧。

劳伤血瘀：有外伤史或久坐低头职业者，颈项、肩臂疼痛，甚则放射至前臂，手指麻木，劳累后加重，项部僵直或肿胀，活动不利，肩胛冈上下窝及肩峰有压痛，舌质紫暗有瘀点，脉涩。

肝肾亏虚：颈项、肩臂疼痛，四肢麻木乏力。伴头晕眼花、耳鸣、腰膝酸软、遗精、月经不调，舌红、少苔，脉细弱。

（2）西医诊断

颈肩部肌肉紧张，颈部活动受限，横突、棘突旁压痛，患肢可有感觉障碍、肌力减弱、肌萎缩；当颈椎5、6神经根受累时，肱二头肌反射改变，颈椎7、8神经根受累时，肱三头肌反射改变；可有臂丛神经牵拉试验、椎间孔压缩试验阳性；病甚者，可出现运动神经元受损之体征，如霍夫曼征、巴宾斯基征等异常；当根性症状明显时，检查者仅用双手重叠放在患者的头顶部下压，及可诱发或加剧症状。X射线检查，肌电图检查有助于诊断。

6.2 穴位埋线在颈椎病中的应用

选取穴位 大椎、颈椎夹脊、阿是穴。

随证加减 风寒痹阻加曲池、肺俞；劳伤血瘀加膈俞、血海；肝肾亏虚加肝俞、肾俞。

操作规程 取6～8个穴位，用龙胆紫溶液做标记，穴位常规消毒，取2%的利多卡因注射液5ml，0.1mg地塞米松注射液1ml，每穴注射药物1～2ml，药物注射完后，将所选1～2cm长的00羊肠线装入所一次性埋线针中，快速刺入皮下进入穴位，提插得气后，边推针芯边退针管，使羊肠线埋入，外敷创可贴。

操作间隔 20～30天1次，3次1个疗程。

主治 颈型、椎动脉型、神经根型、交感神经型及混合型颈椎病。

6.3 注意事项

1）针灸治疗颈椎病可明显缓解颈项痛、肩背痛、上肢痛、头晕头痛等，若配合按摩、外敷则疗效更佳，但对脊髓型颈椎病疗效差。

2）长期伏案或低头工作者要注意颈部保健，工作1～2小时后要活动颈部，或自我按摩局部，放松颈部肌肉。

3）落枕会加重颈椎病病情，故平时应注意正确睡眠姿势，枕头高低要适中，枕于颈项部，并注意颈部保暖，避免风寒之邪侵袭。

7 中风后遗症

7.1 中风后遗症概述

7.1.1 概念

中风后遗症指中风偏瘫留下的最常见的后果就是病人会产生"三偏"、言语障碍、吞咽障碍、认知障碍、日常活动能力障碍以及大小便障碍。

中风是中老年的常见病、多发病，是当今世界对人类危害最大的 3 种疾病之一，具有发病率高、死亡率高、致残率高、复发率高特点。近年来，由于诊疗水平的提高，中风的死亡率有所降低，但致残率仍居高不下，约80%的存活者尚有不同程度的功能障碍，即中风后遗症，给患者家庭和社会带来了沉重的负担。因此降低致残率，提高康复速度是目前治疗本病的当务之急。

在现代医学中中风后遗症包括脑出血、脑血栓形成、脑栓塞、脑血管痉挛以及蛛网膜下腔出血等病所造成的组织、器官的缺损或者功能上的障碍。属中医"偏瘫"、"偏枯"、"偏废"等病证范畴。

7.1.2 中风后遗症的病因病机

（1）中医病因病机

患者中风之后久病体虚，脾胃受损，气血生化不足，五脏六腑，四肢百骸难以受到温煦滋养。正如《医宗必读·痿》所云："阳明者胃也，主纳水谷，化精微以滋养表里，故为五脏六腑之海，而下润宗筋……主束骨而利机关"；"阳明虚则血气少，不能润养宗筋，故弛纵，宗筋纵则带脉不能收引，故足痿不用"。

（2）西医病因病机

高脂血症可引起动脉粥样硬化、部分心脏病有可能产生附壁血栓、心动过缓则可能引起缺血性中风的主要原因，而高血压、脑血管先天性异常是蛛网膜下腔出血和脑出血的常见原因，另外代谢病中糖尿病与中风关系最密切。

当发生缺血性和出血性脑血管意外之后，脑组织缺血或受血肿压迫、推移、脑水肿等而使脑组织功能受损。急性期后，偏瘫逐渐成为痉挛性，上肢屈曲、内收，下肢呈直伸，腱反射亢进。影响到由脑神经控制的运动神经系统，就会出现偏瘫、肢体障碍等相应的后遗症；影响到脑神经控制的语言中枢神经，就会导致语言障碍甚至失语等相应神经系统症状。

7.1.3　临床表现

脑中风后遗症临床最主要的表现是不同程度地运动、感觉以及语言障碍。

1）麻木：患侧肢体，尤其是肢体的末端、如手指或脚趾、或偏瘫侧的面颊部皮肤有蚁爬感觉，或有针刺感，或表现为刺激反应迟钝。麻木常与天气变化有关，天气急剧转变、潮湿闷热，或下雨前后，天气寒冷等情况下，麻木感觉尤其明显。

2）中枢性面瘫：一侧眼袋以下的面肌瘫痪。表现为鼻唇沟变浅，口角下垂，露齿。鼓颊和吹哨时，口角歪向健侧，流口水，说话时更为明显。

3）中枢性瘫痪：又称上运动神经元性瘫痪，或称痉挛性瘫痪、硬瘫。是由于大脑皮层运动区椎体细胞及其发出的神经纤维——锥体束受损而产生。由于上运动神经元受损，失去了对下运动神经元的抑制调控作用，使脊髓的反射功能"释放"，产生随意运动减弱或消失，临床上主要表现为肌张力增高，腱反射亢进，出现病理反射，呈痉挛性瘫痪。

4）言语功能障碍：又称失语症，特别是左侧大脑发生了病变，就会影响语言中枢，导致失语。

5）日常活动能力障碍：不能自己洗漱、穿衣、进食等，生活不能自理。

6）吞咽障碍：进食、喝水时容易呛咳，严重的会导致吸入性肺炎、窒息等，甚至会引起呼吸骤停。

7）大便小便障碍。

7.1.4　临床诊断

（1）中医诊断

气虚血瘀：肢体软弱，偏身麻木，手足肿胀，面色淡白，气短乏力，心悸自汗，舌暗，苔白腻，脉细涩。

阴虚风动：肢体麻木，心烦失眠，眩晕耳鸣，手足拘挛或蠕动，舌红，苔少，脉细数。

（2）西医诊断

好发年龄为40岁以上，有中风病史，以半身不遂，口舌歪斜，舌强言謇或不语，偏身麻木为主症。

7.2　穴位埋线在中风后遗症中的应用

选取穴位　百会、风池、率谷、曲池、手三里、外关、肩髃、臂臑、肝俞、肾俞、风市、足三里、阳陵泉、三阴交。

随证加减　气虚血瘀加气海、膈俞、血海；阴虚风动加肝俞、肾俞。

操作规程　取 6~8 个穴位，用龙胆紫溶液做标记，穴位常规消毒，用将准备好的 00 号羊肠线放入 12 号一次性埋线针，快速刺入穴位，达到穴位深度后轻轻上下提插，待病人有强烈的酸、麻、胀感后，将针芯向内按，针管向外提，将羊肠线置于穴位。拔出针管，针孔用无菌纱布按压，外敷创可贴。

操作间隔　20~30 天 1 次，3 次 1 个疗程。

主治　中风后遗症。

7.3　注意事项

1）穴位埋线技术治疗中风后遗症主要应用于针灸治疗后期的疗效巩固，患者不需要每天来医院就诊治疗，疗效较满意，尤其对于神经功能的康复如肢体运动、语言、吞咽功能等有促进作用，治疗期间应配合功能锻炼。

2）中风后遗症患者应注意防止褥疮，保证呼吸道通畅。

3）本病应重在预防，如年逾 40 岁，经常出现头晕头痛、肢体麻木，偶有发作性语言不利、肢体痿软无力者，多为中风先兆，应加强防治。

8 周围性面神经麻痹

8.1 周围性面神经麻痹概述

8.1.1 概念

周围性面神经麻痹是指茎乳突孔内面神经的急性非化脓性炎症所致的急性周围性面瘫，是以口向一侧歪斜，目不能闭为主要表现的病症，又称为"口眼喎斜"。

本病可发生于任何年龄，一般男性略多于女性，多见于冬季和夏季。发病急速，以一侧面部发病为多见，偶见双侧发病。本病属于中医学"卒口僻"、"口喎"范畴。

8.1.2 病因病机

（1）中医病因病机

劳作过度，机体正气不足，脉络空虚，卫外不固，风寒或风热乘虚入中面部经络，致气血痹阻，经筋功能失调，筋肉失于约束，出现喎僻。周围性面瘫包括眼部和口颊部筋肉症状，眼睑不能闭合为足太阳和足阳明经筋功能失调所致；口颊部主要为手太阳和手、足阳明经筋所主，因此，口歪主要系该三条经筋功能失调所致。

（2）西医病因病机

确切病因尚未明确，部分患者因局部受风寒而发病或感染细菌病毒引起，病理变化主要为面神经水肿、髓鞘或轴突有不同程度的变性，以视乳突管和面神经管内的部分更为显著，一部分患者乳突和面神经管骨细胞也有变性，导致该神经组织缺血、水肿、受压迫、血循环障碍而致而致病。

8.1.3 临床表现

以口眼喎斜为主要特点。常在睡眠醒来时发现一侧面部肌肉板滞、麻木、瘫痪，额纹消失，眼裂变大，露睛流泪，鼻唇沟变浅，口角下垂歪向健侧，病侧不能皱眉、蹙额、闭目、露齿、鼓颊；部分患者初起时有耳后疼痛，还可出现患侧舌前 2/3 味觉减退或消失，听觉过敏等症。病程迁延日久，可因瘫痪肌肉出现挛缩，口角反牵向患侧，甚则出现面肌痉挛，形成"倒错"现象。

8.1.4 临床诊断

（1）中医诊断

风寒证：见于发病初期，面部有受凉史，舌淡、苔薄白，脉浮紧。

风热证：见于发病初期，多继发于感冒发热，兼见舌红、苔薄黄、脉浮数。

气血不足：多见于恢复期或病程较长的患者，兼见肢体困倦无力、面色淡白、头晕等症。

（2）西医诊断

起病突然。患侧眼裂大，眼睑不能闭合，流泪，额纹消失，不能皱眉。患侧鼻唇沟变浅或平坦、口角低并向健侧牵引。

根据损害部位不同而又分为：茎乳突孔以上影响鼓索支时，则有舌前2/3味觉障碍；损害在镫骨神经处，可有舌前2/3味觉障碍；损害在膝状神经节，可有乳突部疼痛，外耳道与耳郭部的感觉障碍或出现疱疹；损害在膝状神经节以上，可有流泪，唾液减少。

肌电图检查，病理学检查有助于诊断。

8.2　穴位埋线在周围性面神经麻痹中的应用

选取穴位　地仓、颊车、迎香、四白、阳白、太阳。

随证加减　气血不足加脾俞、胃俞、足三里。

操作规程　取6~8个穴位，用龙胆紫溶液做标记，穴位常规消毒，取1%的利多卡因注射液5ml，0.1mg甲钴胺注射液1ml，用生理盐水稀释至10 ml，每穴注射药物1~2ml，药物注射完后，用将准备好的00号羊肠线放入12号一次性埋线针，快速刺入穴位，达到穴位深度后轻轻上下提插，待病人有强烈的酸、麻、胀感后，将针芯向内按，针管向外提，将羊肠线置于穴位。拔出针管，针孔用无菌纱布按压，外敷创可贴。

操作间隔　20~30天1次，3次1个疗程。

主治　周围性面神经麻痹后遗症期。

8.3　注意事项

1）穴位埋线技术主要用于周围性面神经麻痹后遗症期的治疗，以巩固增强其他针灸疗法的效果。

2）面部应避免风寒，必要时应戴口罩、眼罩；因眼睑闭合不全，灰尘容易侵入，每日点眼药水2~3次，以预防感染。

3）周围性面瘫的预后与面神经的损伤程度密切相关，一般而言，由无菌性炎症导致的面瘫预后较好，而由病毒导致的面瘫（如亨特氏面瘫）预后较差。

9 类风湿性关节炎

9.1 类风湿性关节炎概述

9.1.1 概念

类风湿关节炎是一种以慢性侵蚀性关节炎为特征的全身性自身免疫病。类风湿关节炎的病变特点为滑膜炎，以及由此造成的关节软骨和骨质破坏，最终导致关节畸形，功能障碍，甚至残废。类风湿关节炎分布于世界各地，在不同人群中的患病率为 0.18% ~ 1.07%，其发病具有一定的种族差异，在我国的总患病人数逾 500 万。类风湿关节炎在各年龄中皆可发病，高峰年龄在 30 ~ 50 岁左右，一般女性发病多于男性。

本病属中医学"痹症"范畴。

9.1.2 病因病机

(1) 中医病因病机

本病与外感风、寒、湿、热等邪及人体正气不足有关。风、寒、湿、热之邪侵入机体，痹阻关节肌肉经络，导致气血痹阻不通，产生本病。正如《素问·痹论》所说："风寒湿三气杂至，合而为痹也"。根据感受邪气的相对轻重，常分为行痹（风痹）、痛痹（寒痹）、着痹（湿痹）；若感受热邪，留注关节，或素体阳盛、阴虚火旺，复感风寒湿邪，邪从热化，可见关节红肿热痛兼发热，为热痹。

(2) 西医病因病机

类风湿关节炎的发病原因尚不明确，一般认为与遗传、环境、感染等因素密切相关。

遗传因素：类风湿关节炎患者 1 级亲属中患病的风险较普通人群高 1.5 倍。孪生子研究结果显示，与类风湿关节炎相关的各种因素中，遗传因素占 50% ~ 60%。与类风湿关节炎发病相关的易感基因包括 HLA-DR、PADI4 和 PTPN22 等。

感染因素：某些病毒和细菌感染可能作为始动因子，启动携带易感基因的个体发生免疫反应，进而导致类风湿关节炎的发病。与类风湿关节炎发病相关的病原体包括 EB 病毒、细小病毒 B19、流感病毒及结核分枝杆菌等。

性激素：类风湿关节炎发病率男女之比为 1 ：（2～4），提示性激素可能参与发病。另外，女性类风湿关节炎患者在怀孕期内病情可减轻，分娩后 1～3 个月易复发，提示孕激素水平下降或雌激素与孕激素失调可能与类风湿关节炎的发病有关。

其他因素：吸烟、寒冷、外伤及精神刺激等因素可能与类风湿关节炎的发生有关。

9.1.3　临床表现

类风湿性关节炎常累及手足小关节，以关节肿痛、活动受限、"晨僵"为特点。大多数呈对称性、游走性多关节炎，伴关节腔内渗液，近端指关节常呈棱形肿胀，最终导致关节僵硬、畸形，症状缓解与反复呈多次交替发作，本病可破坏骨质。

9.1.4　临床诊断

（1）中医诊断

行痹：又称之为风痹，疼痛游走，痛无定处，时见恶风发热，舌淡、苔薄白，脉浮。

痛痹：又称之为寒痹，疼痛较剧，痛有定处，遇寒痛增，得热痛减，局部皮色不红，触之不热，苔薄白，脉弦紧。

着痹：又称之为湿痹，肢体关节酸痛，重着不移，或有肿胀，肌肤麻木不仁，阴雨天加重或发作，苔白腻，脉濡缓。

热痹：关节疼痛，局部灼热红肿，痛不可触，关节活动不利，可累及多个关节，伴有发热、恶风、口渴烦闷，苔黄燥，脉滑数。

（2）西医诊断

晨僵≥30 分钟；多关节炎（14 个关节区中至少 3 个以上部位关节炎）；手关节炎（腕或掌指或近端指间关节至少 1 处关节炎）；抗 CCP 抗体阳性；类风湿因子阳性。

符合以上 5 项中 3 项或 3 项以上者可分类为类风湿关节炎。

9.2　穴位埋线在类风湿关节炎中的应用

选取穴位　肩髃、曲池、合谷、阳陵泉、足三里、肾俞

随证加减　行痹者，加膈俞、血海；痛痹者，加命门、关元；着痹者，阴陵泉、脾俞；热痹者，加大椎。

操作规程　取6~8个穴位，用龙胆紫溶液做标记，穴位常规消毒，取2%的利多卡因注射液5ml，0.1mg地塞米松注射液1ml，用生理盐水稀释至10ml将所选的00号羊肠线置入12号一次性埋线针中，快速进针入皮下，再缓慢将其埋入一定深度，获得一定针感后，将羊肠线植入即可，再次用碘伏消毒针孔，外敷创可贴。

操作间隔　20~30天1次，3次1个疗程。

主治　类风湿性关节炎。

9.3　注意事项

1）穴位埋线技术主要用于类风湿性关节炎后期的治疗，以巩固增强其他针灸疗法的效果，与火针配合使用效果更佳，切记不可将线埋入关节腔。

2）如果患者最近有糖皮质激素治疗史，建议不要在穴位埋线之前采用加糖皮质激素的穴位注射疗法。

3）由于类风湿性关节炎病情缠绵反复，属于顽痹范畴，非一时能获效，嘱一定患者坚持治疗。

4）本病应注意排除骨结核、肿瘤，以免延误病情。

5）患者平时应注意关节的保暖，避免风寒湿邪的侵袭。

10　强直性脊柱炎

10.1　强直性脊柱炎概述

10.1.1　概念

强直性脊柱炎是以脊柱为主要病变部位的慢性病，累及骶髂关节，引起椎间盘纤维环及其附近结缔组织纤维化和骨化，使脊柱强直和纤维化，造成不同程度眼、肺、肌肉、骨骼病变，属自身免疫性疾病。属中医"大偻"范畴。

10.1.2　病因病机

（1）中医病因病机

中医认为本病以肾督阳虚为内因，寒邪入侵为外因，内外合邪，阳气不化，寒邪内盛，影响筋骨的荣养，而致脊柱伛偻，乃形成大偻。

（2）西医病因病机

强直性脊柱炎至今对其发病原因尚无明，可能与以下因素有关。

自身免疫原因：在强直性脊柱炎病人中，人体淋巴细胞组织相容抗原高达90%，部分强直性脊柱炎病人的免疫球蛋白升。

家族遗传原因：强直性脊柱炎患者家属中的平均患病率为4%，而全国人口平均患病率仅为0.1%，两者之间发病率竟相差40倍，说明家族遗传性确与强直性脊柱炎的发病有关。

内分泌原因：强直性脊柱炎患者男性发病率明显高于女性，尤其是男性在14～17岁为强直性脊柱炎发病的高峰年龄，此年龄正是男性的青春发育期。因此，考虑强直性脊柱炎发病是否与男性内分泌激素有关。

另外强直性脊柱炎在高寒和潮湿地区发病率较高，说明环境因素也可引起强直性脊柱炎的发病。

10.1.3　临床表现

强直性脊柱炎一般起病比较隐匿，早期可无任何临床症状，或可表现出轻度的全身症状，如乏力、消瘦、长期或间断低热、厌食、轻度贫血等。

关节病变表现为反复发作的腰痛，腰部前屈、背伸、侧弯和转动受限、腰骶部僵硬，背痛、前胸和侧胸痛，颈椎部疼痛，沿颈部向头部臂部放射，逐渐发展为各脊柱段及关节活动受限和畸形，晚期整个脊柱和下肢变成僵硬的弓形，向前屈曲。

伴发疾病常见以主动脉瓣病变为主心脏病变，出现心脏传导阻滞、主动脉瓣关闭不全；眼部病变表现为结膜炎、虹膜炎、眼色素层炎或葡萄膜炎，可偶发自发性眼前房出血；耳部病变为易发生慢性中耳炎；肺部病变表现为咳痰、气喘，甚至咯血，可能伴有反复发作的肺炎或胸膜炎；神经系统病变由于脊柱强直及骨质疏松，易使颈椎脱位和发生脊柱骨折，从而引起脊髓压迫症，如发生椎间盘炎、马尾综合征等。另外还有可能发生淀粉样变及肾、前列腺病变。

10.1.4　临床诊断

(1) 中医诊断

肾阳亏虚：腰骶疼痛，俯仰不利，腰膝酸软，肢体沉重，得温则舒，劳累或遇寒则剧，或腰膝酸软无力，或肌肉萎缩，形寒肢冷，大便稀溏，小便清长，舌淡苔薄白，脉沉弱。

寒湿痹阻：腰骶、脊背酸楚疼痛，痛连颈项，伴僵硬重着感，转侧不利，阴雨潮冷天加重，得温痛减，舌质淡，舌苔白腻，脉沉迟。

湿热阻络：腰骶、脊背、髋部酸痛，僵硬、重着，活动不利，活动后减轻，或伴膝关节红肿疼痛，或烦热口苦，胸闷，小便赤黄，舌红苔黄腻，脉濡数。

肝肾阴虚：腰骶、脊背酸痛，喜揉喜按，关节僵硬难直，或四肢酸软无力，筋脉拘急，肌肉萎缩，或咽干口渴，头晕心悸，耳聋耳鸣，心烦失眠，潮热盗汗，舌红苔薄黄，脉弦细数。

瘀血阻络：腰背酸痛，痛如锥刺，固定不移，转侧不能，日轻夜重；晨时肢体僵硬明显，或关节屈曲变形，舌暗红或有瘀斑瘀点，苔薄黄或干，脉细涩或弦。

(2) 西医诊断

临床标准：腰和（或）脊柱、腹股沟、臀部或下肢酸痛不适；或不对称性外周寡关节炎、尤其是下肢寡关节炎。症状持续≥6周；夜间痛或晨僵≥0.5小时，活动后缓解；足跟痛或其他肌腱附着点病；虹膜睫状体炎现在症或既往史；非甾体抗炎药能迅速缓解症状。

影像学或病理学：双侧 X 线骶髂关节炎≥Ⅲ级；双侧 CT 骶髂关节炎≥Ⅱ级；CT 骶髂关节炎不足Ⅱ级者，可行 MRI 检查。如表现软骨破坏、关节旁水肿和（或）广泛脂肪沉积，尤其动态增强检查关节或关节旁增强强度>20%，且增强斜率>10%/min 者；骶髂关节病理学检查显示炎症者。

符合临床标准第 1 项及其他各项中之 3 项，以及影像学、病理学标准之任何一项者，可诊断强直性脊柱炎。

10.2　穴位埋线在强直性脊柱炎中的应用

选取穴位　大椎、至阳、命门、腰阳关、肾俞、关元俞、环跳、阿是穴。

随证加减　肾阳亏虚加三阴交、气海；寒湿痹阻加关元、阴陵泉；湿热阻络加曲池、阴陵泉；肝肾阴虚加肾俞、肝俞；瘀血阻络加血海、膈俞。

操作规程　取 6~8 个穴位，用龙胆紫溶液做标记，穴位常规消毒，取 2% 的利多卡因注射液 5ml，0.1mg 地塞米松注射液 1ml，用生理盐水稀释至 10ml 将所选的 00 号羊肠线置入 12 号一次性埋线针中，快速进针入皮下，再缓慢将其埋入一定深度，针孔用碘伏再次消毒，外敷创可贴。

操作间隔　20~30 天 1 次，3 次 1 个疗程。

主治　强直性脊柱炎。

10.3　注意事项

1）穴位埋线技术与火针、温针灸配合治疗强直性脊柱炎效果更佳。

2）如果患者最近有糖皮质激素治疗史，建议不要在穴位埋线之前采用加糖皮质激素的穴位注射疗法。

3）治疗见效慢，患者不能坚持治疗，或患者由于惧怕疼痛不进行有效的关节功能锻炼，导致关节很快强直，丧失信心，终止治疗。

4）嘱患者一定保持良好的心理状态，特别是已经出现畸形或肢残的患者，更要积极乐观地面对生活，面对疾病，树立自强不息的信念，保持精神愉快也是预防疾病复发的重要因素。

5）注意保暖，避免寒冷潮湿刺激。风寒湿邪是强直性脊柱炎患者最主要的病因之一，平时的居住环境、季节变换的衣服调适都要留心，天冷尚好，尤其是夏季炎热时更需格外注意不要直吹冷风，洗冷水浴。

6）坚持进行肢体，尤其是腰背、髋部运动，保持腰背及各关节的生理活动度。

11 偏头痛

11.1 偏头痛概述

11.1.1 概念

偏头痛是临床最常见的原发性头痛类型，临床以发作性中重度、搏动样头痛为主要表现，头痛多为偏侧，一般持续 4~72 小时，可伴有恶心、呕吐，光、声刺激或日常活动均可加重头痛，安静环境、休息可缓解头痛。

偏头痛是一种常见的慢性神经血管性疾患，多起病于儿童和青春期，中青年期达发病高峰，女性多见，男女患者比例约为 1：（2~3），人群中患病率为 5%~10%，常有遗传背景。

本病属中医"头痛"、"头风"范畴。

11.1.2 病因病机

(1) 中医病因病机

中医理论认为，本病多与恼怒、紧张、风火痰浊有关。情志不遂，肝失疏泄，郁而化火；或恼怒急躁，肝阳上亢，风火循肝胆经脉上冲头部；或体内素有痰湿，随肝阳上冲而循经走窜，留滞于头部少阳经脉，使经络痹阻不痛，故暴痛骤起。

(2) 西医病因病机

偏头痛的病因目前尚不清楚，但可能与遗传因素、内分泌因素、饮食因素其他因素如情绪紧张、精神创伤、忧虑、焦虑、饥饿、失眠、外界环境差以及气候变化均可诱发偏头痛发作。关于病理机制方面目前多数学者认可神经血管学说，认为偏头痛属于原发性神经血管疾病之一，是由于三叉神经血管系统和中枢神经系统内源性镇痛系统功能缺陷（与遗传有关），加之过多的内外刺激引起。三叉神经不仅是传导疼痛的感觉神经，且具有扩张血管作用（通过释出血管活性物），而三叉神经的扩张血管作用与面神经副交感神经的扩血管作用均参与偏头痛这神经血管病的发病。当三叉神经血管系统及内源性镇痛系统不能调制血管变化、神经源性炎症及抑制疼痛刺激向上传导时，出现偏头痛发作。

11.1.3 临床表现

偏头痛发作可分为前驱期、先兆期、头痛期和恢复期，但并非所有患者或所有发作均具有上述四期。

1）前驱期：头痛发作前，患者可有激惹、疲乏、活动少、食欲改变、反复哈欠及颈部发硬等不适症状。

2）先兆期：先兆指头痛发作之前出现的可逆的局灶性脑功能异常症状，可为视觉性、感觉性或语言性。视觉先兆最常见，其次是感觉先兆，表现为以面部和上肢为主的针刺感、麻木感或蚁行感。先兆也可表现为言语障碍，但不常发生。先兆通常持续 5 ~ 30 分钟，不超过 60 分钟。

3）头痛期：约 60% 的头痛发作以单侧为主，可左右交替发生，约 40% 为双侧头痛。头痛多位于颞部，也可位于前额、枕部或枕下部。偏头痛的头痛有一定的特征，程度多为中至重度，性质多样但以搏动性最具特点。头痛常影响患者的生活和工作，行走、登楼、咳嗽或打喷嚏等简单活动均可加重头痛，故患者多喜卧床休息。偏头痛发作时，常伴有食欲下降，约 2/3 的患者伴有恶心，重者呕吐。头痛发作时尚可伴有感知觉增强，表现为对光线、声音和气味敏感，喜欢黑暗、安静的环境。其他较为少见的表现有头晕、直立性低血压、易怒、言语表达困难、记忆力下降、注意力不集中等。部分患者在发作期会出现由正常的非致痛性刺激所产生的疼痛。

4）恢复期：头痛在持续 4 ~ 72 小时的发作后可自行缓解，但患者还可有疲乏、精疲力尽、易怒、不安、注意力不集中、头皮触痛、欣快、抑郁或其他不适。

11.1.4 临床诊断

(1) 中医诊断

肝阳上亢：头痛而胀，或抽搐跳痛，上冲巅顶，面红耳赤，耳鸣如蝉，心烦易怒，口干口苦，或有胁痛，夜眠不宁，舌红，苔薄黄，脉沉弦有力。

痰浊内阻：头部跳痛伴有昏重感，胸脘满闷，呕恶痰涎，苔白腻，脉沉弦或沉滑。

瘀血阻络：头痛跳痛或如锥如刺，痛有定处，经久不愈，面色晦黯，舌紫或有瘀斑、瘀点，苔薄白，脉弦或涩。

气血两虚：头痛而晕，遇劳则重，自汗，气短，畏风，神疲乏力，面色㿠白，舌淡红，苔薄白，脉沉细而弱。

肝肾亏虚：头痛，颧红，潮热，盗汗，五心烦热，烦躁失眠，或遗精，性欲亢进，舌红而干，少苔或无苔，脉细弦或细弦数。

（2）西医诊断

参照 HIS《国际头痛疾病分类》（2004 年）第二版（ICHD–Ⅱ）原发性头痛（偏头痛）诊断标准。

1）偏头痛不伴先兆

①至少 5 次疾病发作符合标准 B–D。

②每次疼痛持续 4～72 小时（未治疗或治疗无效）。

③至少具有下列之中两个特征：a. 单侧性；b. 搏动性；c. 程度为中度或重度（日常活动受限或停止）；d. 因日常的体力活动加重，或导致无法进行日常运动（如走路或爬楼梯）。

④发作期间至少具有下列的一项：a. 恶心和（或）呕吐；b. 畏光和怕声。

⑤不能归因于另一疾病。

2）偏头痛伴典型先兆

①至少 2 次疾病发作符合标准 B–D。

②先兆包括以下症状至少一种，但没有运动机能减弱：a. 完全可逆的视觉症状，包括阳性的表现（如：点状色斑或线形闪光幻觉）和（或）阴性的表现（如视野缺损）；b. 完全可逆的感觉症状，包括阳性的表现（如针刺感）和（或）阴性的表现（如麻木）；c. 完全可逆的言语困难性语言障碍。

③以下标准至少两项：a. 双侧视觉症状和/或单侧感觉症状；b. 至少一种先兆症状逐渐发展历时 ≥5 分钟和（或）不同的先兆症状相继出现历时 ≥5 分钟；c. 每种症状持续 ≥5 分钟且 ≤60 分钟。

④头痛符合无先兆偏头痛的标准 B–D，开始时伴有先兆症状发生，或在先兆发生后 60 分钟以内出现。

⑤不能归因于另一疾病。

11.2 穴位埋线在偏头痛中的应用

选取穴位 头维、率谷、角孙、风池、阿是穴

随证加减 肝阳上亢加肝俞、三阴交；痰浊内阻加丰隆、脾俞；瘀血阻络加血海、膈俞；气血两虚加脾俞、足三里；肝肾亏虚加肝俞、肾俞。

操作规程 取 6～8 个穴位，用龙胆紫作出针点的标记，穴位常规消毒，镊取一段 0.5～1cm 长的 00 号羊肠线线，放置于 12 号一次性埋线针内，左手拇食指绷紧或捏起进针部位皮肤，右手持针，快速刺入到皮下，然后缓慢刺到一定深度获得针感后，边推针芯，边退针管，使羊肠线完全埋入穴位，针孔处挤压至不

出血或血流颜色改变即可，然后用消毒纱布按压片刻，头部穴位再用碘伏消毒后不贴创可贴，其余穴位外敷创可贴。

操作间隔 20~30 天 1 次，3 次 1 个疗程。

主治 偏头痛。

11.3 注意事项

1）穴位埋线技术治疗偏头痛有良好效果，为更好提高临床疗效，可与火针、锋钩针等治疗方法配合使用。如多次治疗无效，或头痛持续且加重，须查明原因，注意与颅脑实质性病变作鉴别，以便及时采取有效综合治疗。

2）部分患者，由于头痛反复发作，迁延不愈，易产生悲观消极、精神紧张、焦虑恐惧等负面情绪。在治疗期间，应给与患者精神上的安慰和鼓励，保持心情愉快。

3）注意劳逸结合，避免过劳。

12 三叉神经痛

12.1 三叉神经痛概述

12.1.1 概念

三叉神经痛是最常见的脑神经疾病，指面部三叉神经分布区内有反复发作的阵发性剧痛，又称痛性抽搐。流行病学调查发现国内统计的发病率52.2/10万，多发生于中老年人，女性略多于男性，发病率可随年龄而增长，大多为单侧性，偶发双侧性，春冬季易发病。该病的特点是：在头面部三叉神经分布区域内，发病骤发、骤停，闪电样、刀割样、烧灼样、顽固性、难以忍受的剧烈性疼痛。说话、洗脸、刷牙或微风拂面，甚至走路时都会导致阵发性时的剧烈疼痛。疼痛历时数秒或数分钟，疼痛呈周期性发作，发作间歇期同正常人一样。三叉神经痛有原发性及继发性两种。

本病属于中医学的"面痛"范畴。

12.1.2 病因病机

（1）中医病因病机

中医学认为，本病多与外感风邪、情志不调、外伤等因素有关。风寒之邪侵袭面部阳明、太阳经脉，寒性收引，凝滞筋脉，气血痹阻；或因风热毒邪浸淫面部，经脉气血壅滞，运行不畅；外伤或情志不调，或久病入络，使气滞血瘀。面部经络气血痹阻，经脉不通，产生面痛。

眼部痛主要属足太阳经病症；上颌、下颌部痛主要属手、足阳明和手太阳经病症。

（2）西医病因病机

三叉神经痛有原发性及继发性两种。

继发性三叉神经痛可因脑桥小脑角肿瘤，三叉神经根或半月节部肿瘤、血管畸形、动脉瘤、蛛网膜炎、多发性硬化等症所引起。

有关原发性三叉神经痛的病位，尚无统一认识，有的认为病位在中枢部，即三叉神经脊束核内；有的认为病位在周围部，即半月节到脑桥之间的后根部分。原发性三叉神经痛的病因及发病机制，至今尚无明确的定论，目前为大多数学者公认的观点是三叉神经微血管压迫导致神经脱髓鞘学说及癫痫样神经痛学说。三叉神经感觉根或半月节或三叉神经周围支受到压迫或损害发生脱髓鞘性变；部分神经髓鞘脱离使原来神经束的抑制作用减弱或消失，增加了三叉神经背核反向的自我激发及重复发放，使受损的神经变得敏感，产生疼痛。

12.1.3 临床表现

发作情况疼痛发作前常无预兆，为骤然发生的闪电样、短暂而剧烈的疼痛。

疼痛常为电灼样、针刺样、刀割样或撕裂样的剧烈跳痛。严重者常伴有面部肌肉呈反射性抽搐，口角牵向一侧，又称"痛性抽搐"，有时伴有面部发红、皮肤温度增高、结膜充血、流泪、唾液分泌增多、鼻黏膜充血、流涕等症状，烦躁不宁难以忍受。常发作数秒至几分钟骤停，初期发作不频，以后发作次数可增加，程度加重，持续时间也延长。

触发点及其诱发在病侧三叉神经分布区某处，如上唇、下唇、鼻翼、口角、门齿、犬齿、齿根、颊、舌等特别敏感，称为"触发点"，稍加触动，即可引起疼痛发作。如饮冷、热水，擤鼻涕，刷牙，洗脸，剃须等均可诱发，严重者移动身体带动头部时亦可诱发。因此病人常不敢吃饭，大声说话等，生活受到严重影响。

疼痛受累支别以第 3 支最多见（约占 60%），第 2 支次之（约占 30%），第 1 支最少见。

12.1.4 临床诊断

(1) 中医诊断

风寒证：有感受风寒史，面痛遇寒则甚、得热则轻，鼻流清涕，苔白，脉浮紧。

风热证：痛处有灼热感，流涎，目赤流泪，苔薄黄，脉浮数。

气血瘀滞：多有外伤史，或病程日久，痛点多固定不移，舌暗或有瘀斑，脉涩。

(2) 西医诊断

三叉神经痛的确定诊断应具备 4 个特征：有无痛间隙的发作性疼痛；无明确的神经系统阳性体征；有扳机点；疼痛严格限制在三叉神经支配区域。

12.2 穴位埋线在三叉神经痛中的应用

选取穴位 第 1 支：太阳、攒竹、头维、外关。

第2支：下关、颧髎、四白、迎香、合谷。

第3支：听会、下关、地仓、夹承浆。

随证加减　风寒加列缺疏散风寒；风热加曲池、外关疏风清热；气血瘀滞加内关、三阴交活血化瘀。

操作规程　取6~8个穴位，用龙胆紫作出针点的标记，穴位常规消毒，镊取一段0.5~1cm长的00号羊肠线线，放置于12号一次性埋线针内，左手拇食指绷紧或捏起进针部位皮肤，右手持针，快速刺入到穴位后，边推针芯，边退针管，使羊肠线完全埋入穴位，针孔处挤压至不出血或血流颜色改变即可，然后用消毒纱布按压片刻，头部穴位再用碘伏消毒后不贴创可贴，其余穴位外敷创可贴。

操作间隔　20~30天1次，3次1个疗程。

主治　原发性偏头痛。

12.3　注意事项

1）三叉神经痛一种顽固难治之证，穴位埋线技术治疗有一定的止痛效果，但对继发性三叉神经痛要查明原因，采取综合措施进行治疗。

2）调情志，避免精神紧张；慎劳倦，少食辛辣厚味。

13　震颤麻痹

13.1　震颤麻痹概述

13.1.1　概念

震颤麻痹，未发现任何确切原因的称为"原发性震颤麻痹"，对有确切原因的则称为"继发性震颤麻痹"或"震颤麻痹综合征"、"帕金森综合征"。又称"帕金森病"，是一种常见的中枢神经系统变性的锥体外系疾病，以静止性震颤、肌强直、运动徐缓为主要特征。老年人多见，平均发病年龄为 60 岁左右，我国 65 岁以上人群震颤麻痹的患病率大约是 1.7%。男多于女，大部分帕金森病患者为散发病例，仅有不到 10% 的患者有家族史。

本病属于中医学"颤证"、"风颤"、"痉证"的范畴。

13.1.2　病因病机

中医学很早就对本病有所认识，明·王肯堂《外科证治准绳》中说："颤，摇也；振，动也了。筋脉约束不住而莫能任持，风之象也……壮年少见，中年始有之，老年尤多"。其基本病机多由肝肾亏虚，气血不足，脾湿痰浊阻滞脉络，经筋失养，虚风内动而致。病位在脑，病变脏腑主要在肝，涉及肾、脾，病性属本虚标实。

震颤麻痹确切病因目前仍不清楚，但可能与遗传因素、环境因素、年龄老化、氧化应激等有关。

13.1.3　临床表现

起病隐匿缓慢，多数病人在 2 年之后方能明确诊断，以震颤、肌强直、运动徐缓为三大主症。

震颤多自一侧上肢手部开始，呈"搓丸样"，情绪激动时加重，肢体运动时减轻，睡眠时消失。肌强直可见全身肌肉紧张度增高，被动运动时呈"铅管样强直"，若同时有震颤则有"齿轮样强直"；面肌强直使表情和眨眼减少，出现"面具脸"；若舌肌、咽喉肌强直，可表现说话缓慢、吐字含糊不清，严重者可出现吞咽困难。运动徐缓表现为随意运动始动困难，动作缓慢和活动减少；一旦起步可表现为"慌张步态"；病人因失去联合动作，行走时双手无前后摆动；坐时不易起立，卧时不易翻身；书写时可出现"写字过小症"。

部分病人有其他自主神经症状，如怕热、大量出汗、皮脂溢出、排尿不畅、顽固性便秘、直立性低血压等。部分病人还有精神症状，如失眠、情绪抑郁、反应迟钝、智力衰退及痴呆等。

13.1.4　临床诊断

（1）中医诊断

肝肾亏虚：筋脉拘紧，肌肉强直，动作笨拙，头及四肢震颤（静止时明显、情绪激动时加剧，随意运动时减轻或消失），头晕目眩，耳鸣，失眠或多梦，腰酸肢软，肢体麻木，舌体瘦、质暗红，脉细弦。

气血不足：筋脉拘紧，肌肉强直，运动减少，肢体震颤，四肢乏力，精神倦怠，头晕目眩，面色无华，舌质暗淡、苔白，脉细无力。

痰浊动风：筋脉拘紧，肌肉强直，动作困难（震颤时重时轻，常可自我控制），胸脘痞闷，食少腹胀，头晕目眩，舌胖大、质淡、有齿痕、苔腻，脉弦滑。

（2）西医诊断

震颤麻痹的支持诊断标准。具有三个或以上者可确诊：单侧起病，存在静止性震颤；疾病逐渐进展；症状持续的不对称，首发侧较重；对左旋多巴的治疗反应非常好（70%～100%）；应用左旋多巴导致的严重异动症；左旋多巴的治疗效果持续5年以上（含5年）；临床病程10年以上（含10年）。

13.2　穴位埋线在震颤麻痹中的应用

选取穴位　百会、四神聪、风池、阳陵泉、悬钟

随证加减　肝肾亏虚加肝俞、肾俞、三阴交；气血不足加气海、血海、足三里；痰浊动风加丰隆、中脘、阴陵泉。

操作规程　取6～8个穴位，用龙胆紫作出针点的标记，穴位常规消毒，镊取一段0.5～1cm长的00号羊肠线线，放置于12号一次性埋线针内，左手拇食指绷紧或捏起进针部位皮肤，右手持针，快速刺入到穴位，反复提插数次，待患者有较强酸胀感后，边推针芯，边退针管，使羊肠线完全埋入穴位，针孔处挤压至不出血或血流颜色改变即可，然后用消毒纱布按压片刻，头部穴位再用碘伏消毒后不贴创可贴，其余穴位外敷创可贴。

操作间隔　20～30天1次，3次1个疗程。

主治　震颤麻痹。

13.3　注意事项

1）本病属疑难病，目前尚无特效治疗方法。西药不能阻止病情进展，需要终身服药，药物副作用非常明显。穴位埋线技术治疗本病可取得一定疗效，特别是病程短者疗效较好，对僵直症状的改善比对震颤症状的改善明显，同时还能减轻西药的毒副作用。

2）除常规治疗外，应鼓励患者量力活动，并可配合体疗、理疗。晚期患者应加强护理和生活照顾，加强营养，防止并发症，延缓全身衰竭的发生。

3）原发性震颤麻痹引起脑组织变性的原因尚不清楚，故预防比较困难。一般说来应注意精神调养，保持心情愉快，避免忧思郁怒等不良精神刺激。起居有节，饮食清淡，劳逸适度，适当参加体育锻炼。

4）注意避免一氧化碳、锰、汞、氰化物侵害。

14 慢性胃炎

14.1 慢性胃炎概述

14.1.1 概念

慢性胃炎系指不同病因引起的胃黏膜的慢性炎症或萎缩性病变，本病十分常见，约占接受胃镜检查病人的 80%～90%，男性多于女性，随着年龄增长发病率逐渐增高。1982 年我国慢性胃炎学术会议将其分为慢性浅表性胃炎与慢性萎缩性胃炎。

本病属于中医学"胃脘痛"、"呕吐"等范畴。

14.1.2 病因病机

(1) 中医病因病机

胃痛发生的常见原因有寒邪客胃、饮食伤胃、肝气犯胃和脾胃虚弱等。胃主受纳腐熟水谷，若寒邪客于胃中，寒凝不散，阻滞气机，可致胃气不和而疼痛；或因饮食不节，饥饱无度，或过食肥甘，食滞不化，气机受阻，胃失和降引起胃痛；肝对脾胃有疏泄作用，如因恼怒抑郁，气郁伤肝，肝失条达，横逆犯胃，亦可发生胃痛；若劳倦内伤，久病脾胃虚弱，或禀赋不足，中阳亏虚，胃失温养，内寒滋生，中焦虚寒而痛；亦有气郁日久，瘀血内结，气滞血瘀，阻碍中焦气机，而致胃痛发作。总之，胃痛发生的总病机分为虚实两端，实证为气机阻滞，不通则痛；虚证为胃腑失于温煦或濡养，失养则痛。

(2) 西医病因病机

现已明确幽门螺旋杆菌（Hp）感染为慢性胃炎的最主要的病因，Hp 呈螺旋形，具有鞭毛结构，可在黏液层中自由泳动，并且 Hp 在黏液上具有靶位，可与上皮细胞及黏液的糖蛋白和糖脂靶位结合，与黏膜细胞紧密接触，而使微绒毛脱落，细胞骨架破坏，产生多种酶及代谢产物，如尿素酶及其产物氨，过氧化物歧化酶，蛋白溶解酶，同时引起胃上皮细胞释放 IL-1、IL-8 等细胞因子，引起中性粒细胞从血管内移行到胃上皮处并被激活，它可以释放代谢产物和蛋白溶解酶，使胃黏膜损害。同时它还可以引起单核细胞、嗜碱性细胞、嗜酸性细胞等激活，进一步加重胃黏膜的损害。因此又将慢性胃炎称为幽门螺旋杆菌相关性胃炎。

但其他物理性、化学性及生物性有害因素如非类固醇药物、刺激性化学物质、致病微生物、胆汁等长期反复作用于易感人体也可引起本病。

14.1.3 临床表现

缺乏特异性症状，症状的轻重与胃黏膜的病变程度并非一致。大多数病人常无症状或有程度不同的消化不良症状。如：上腹隐痛，食欲减退，餐后饱胀、反酸等。萎缩性胃炎患者可有贫血、消瘦、舌炎、腹泻等。个别伴有黏膜糜烂者上腹部痛较明显，并可有出血。

14.1.4 临床诊断

(1) 中医诊断

实证：症见上腹胃脘部暴痛，痛势较剧，痛处拒按，饥时痛减，纳后痛增。

兼见胃痛暴作，脘腹得温痛减，遇寒则痛增，恶寒喜暖，口不渴，喜热饮，或伴恶寒，苔薄白，脉弦紧者，为寒邪犯胃；胃脘胀满疼痛，嗳腐吞酸，嘈杂不舒，呕吐或矢气后痛减，大便不爽，苔厚腻，脉滑者，为饮食停滞；胃脘胀满，脘痛连胁，嗳气频频，吞酸，大便不畅，每因情志因素而诱发，心烦易怒，喜太息，苔薄白，脉弦者，为肝气犯胃；胃痛拒按，痛有定处，食后痛甚，或有呕血便黑，舌质紫暗或有瘀斑，脉细涩者，为气滞血瘀。

虚证：症见上腹胃脘部疼痛隐隐，痛处喜按，空腹痛甚，纳后痛减。

兼见泛吐清水，喜暖，大便溏薄，神疲乏力，或手足不温，舌淡苔薄，脉虚弱或迟缓者，为脾胃虚寒；胃脘灼热隐痛，似饥而不欲食，咽干口燥，大便干结，舌红少津，脉弦细或细数，为胃阴不足。

(2) 西医诊断

慢性胃炎症状无特异性，约半数有上腹部不适，钝痛、烧灼痛、泛酸、饱胀、恶心、嗳气、食欲减退等消化不良症状，有糜烂者可有少量或大量上消化道出血。体征多不明显，可有上腹部压痛，部分病人可伴贫血、消瘦、舌炎等。

胃镜检查：浅表性胃炎：黏膜可见红斑（点、片状、条状）、粗糙不平、出血点（斑）；萎缩性胃炎：黏膜呈颗粒状，黏膜血管显露，色泽灰暗。如同时存在平坦糜烂、隆起糜烂或胆汁反流，则诊断为浅表性胃炎或萎缩性胃炎伴糜烂或胆汁反流。

胃液分析：浅表性肥厚性胃炎胃液酸度可在正常范围或偏高，萎缩性胃炎大多数偏低。

幽门螺旋杆菌相关性胃炎的诊断：组织学、尿素酶、细菌培养、尿素呼气实验任意一项阳性。

14.2　穴位埋线在慢性胃炎中的应用

选取穴位　足三里、内关、中脘、胃俞。

随证加减　寒邪犯胃者，加至阳；饮食停滞者，加下脘、梁门；肝气犯胃者，加太冲；气滞血瘀者，加膈俞；脾胃虚寒者，加气海、关元；胃阴不足者，加三阴交、脾俞。

操作规程　取 6～8 个穴位，用龙胆紫作出针点的标记，穴位常规消毒，镊取一段 0.5～1cm 长的 00 号羊肠线线，放置于 12 号一次性埋线针内，左手拇食指绷紧或捏起进针部位皮肤，右手持针，快速刺入到穴位后，反复提插数次，待患者有较强酸胀感后，边推针芯，边退针管，使羊肠线完全埋入穴位，针孔处挤压至不出血或血流颜色改变即可，再用碘伏消毒后，外敷创可贴。

操作间隔　20～30 天 1 次，3 次 1 个疗程。

主治　慢性胃炎。

14.3　注意事项

1）如果在火针治疗三次后，再用穴位埋线疗法治疗慢性胃炎效果更佳。
2）慢性胃炎的临床表现有时可与肝胆疾患及胰腺炎相似，须注意鉴别。
3）伴发溃疡病出血在穿孔等重症时，应及时采取措施或外科治疗。
4）平时注意饮食规律，忌食刺激食物。

15　非特异性溃疡性结肠炎

15.1　非特异性溃疡性结肠炎概述

15.1.1　概念

非特异性溃疡性结肠炎是一种原因不明的慢性结肠炎，病变主要位于结肠的黏膜层及黏膜下层，且以溃疡为主，因此又称非特异性结肠炎，多累及直肠和远端结肠，但可向近端扩展，以至遍及整个结肠，临床表现有腹泻、黏液脓血便、腹痛和里急后重，病程漫长、轻重不一，常反复发作，有活动期与缓解期。

本病可发生在任何年龄，多见于 20～50 岁，也可见于儿童或老年，男女发病率无明显差别。近年来患病率有所增加，病程一般呈慢性迁延过程，有反复急性发作，预后较差；轻型及有长期缓解者预后较好；暴发型、有并发症或年龄超过 60 岁者则预后甚差，属中医学"泄泻"范畴。

15.1.2　病因病机

（1）中医病因病机

病位在肠，但关键病变脏腑在脾胃，此外尚与肝、肾有密切关系。不论是肠腑本身的原因还是由于其他脏腑的病变影响到肠腑，均可导致大肠的传导功能和小肠的泌别清浊功能失常而发生泄泻。由于"大肠、小肠皆属于胃"，所以，泄泻的病机主要在于脾胃的功能障碍，脾虚湿盛是其关键。正如《素问·阴阳应象大论》篇所说："湿盛则濡泻"。常因外邪、饮食、情志等因素诱发，多反复发作。

（2）西医病因病机

一般认为非特异性溃疡性结肠炎的发生为遗传易感者，再通过外源因素（感染、精神因素等）使肠黏膜的正常防御作用削弱，引起肠黏膜损伤，致敏肠道淋巴组织，导致免疫调节和反馈失常，形成自身免疫反应，而出现慢性、持续的炎症性反应。

主要病变在直肠、乙状结肠，向上蔓延可累及降结肠，甚至全结肠，病理改变集中在黏膜层或黏膜下层，黏膜充血、水肿、变脆，触之易出血，常有密集细小的溃疡，肉眼观察呈磨砂玻璃样，并可形成沿肠纵轴的椭圆浅表溃疡，有的融成较大不规则溃疡，黏膜面覆有脓血黏液，具有弥漫性、表浅性、连续性的特点。

最早的病变发生在肠腺基底的隐窝上皮，大量中性粒细胞浸润而形成小脓疡，进而相互连接形成溃疡，严重时溃疡蔓延全结肠，发生中毒性结肠扩张。溃疡侵入肌层及浆膜层可并发穿孔。溃疡愈合后黏膜再生可致假息肉，少数患者可癌变。因瘢痕增生等可致肠管变短，严重者结肠袋消失，肠腔变窄。

15.1.3 临床表现

临床表现与病程长短、病变范围及有无并发症等有关。

腹部症状：程度轻重不一的腹泻，轻者每日排便 2～3 次，或腹泻与便秘交替出现。重者排便频繁，可每 1～2 小时 1 次，粪质多糊状，混有黏液、脓血，也可只排黏液脓血便而无粪质；病变缓解期可无酸痛或仅有腹部不适，一般诉有轻度至中度腹痛，或在下腹的阵痛，亦可涉及全腹，有疼痛-便意-便后缓解的规律，若并发中毒性结肠扩张或炎症涉及腹膜，有持续性剧烈腹痛。

其他症状：上腹饱胀不适，嗳气、恶心、呕吐，食欲不振，里急后重者常有能部不适。

全身症状：急性期或急性发作期常有低度或中度发热，重症可有高热，心率加速等中毒之症状；病程进展及重症患者可出现衰弱、消瘦、贫血，水与电解质平衡紊乱，肠道蛋白质丢失所致的低蛋白血症及营养障碍等表现。

15.1.4 临床诊断

（1）中医诊断

湿热蕴结：症状和体征腹痛，腹泻，里急后重，便次增多，便中夹有脓血，纳呆，胸闷，面色萎黄，心烦口渴，舌质淡、苔白腻或黄腻，脉滑数。

脾肾两虚：症状和体征肠鸣腹泻，或便中夹黏液或黏液血便，面色㿠白，腰膝酸软，睡眠欠佳，倦怠神疲，舌淡苔白，多见黎明前腹泻，形寒肢冷脉沉细无力。

脾虚湿滞：症状和体征病程较长，腹泻每日数次，或时夹有黏液脓血，时有腹痛，面色不华，倦怠无力，纳少，舌淡苔白，脉细弱。

血瘀肠络：症状和体征泄泻不爽，腹痛有定处，按之痛甚，面色晦滞，口干不欲多饮，舌边有紫斑或色暗红，脉弦涩。

（2）西医诊断

一般起病较慢，少数急骤，病程呈慢性过程，迁延数年至数十年，常有发作期与缓解期交替，或持续并逐渐加重，偶见急性暴发过程，具备上述的临床表现。

辅助检查：直肠指检常有触痛，肛门括约肌常痉挛，但在急性中毒症状较重的患者可松弛，高凝血状态，血清蛋白电泳示严重者血清蛋白降低，严重病人常有电解质紊乱，尤以低血钾突出，活动期病人血流常增速；粪便检查肉眼可见血、脓和黏液，涂片镜检见红、白细胞或脓细胞；肠镜检查对本病诊断有重要价值；X线钡剂检查有利于了解整个胃肠道的情况，早期可见结肠黏膜紊乱，晚期可见管腔狭窄，结肠缩短，息肉所引起的充盈缺损等。

15.2　穴位埋线在非特异性结肠炎中的应用

选取穴位　天枢、大肠俞、上巨虚、三阴交

随证加减　寒湿困脾加脾俞、阴陵泉健脾化湿；肠腑湿热加合谷、下巨虚清利湿热；饮食停滞加中脘、建里消食导滞；肝郁气滞加期门、太冲疏肝理气；脾气亏虚加脾俞、足三里健脾益气；脾气下陷加百会升阳举陷；肾阳亏虚加肾俞、命门、关元。

操作规程　取 6~8 个穴位，用龙胆紫溶液做标记，穴位常规消毒，取 2% 的利多卡因注射液 5ml，0.1mg 地塞米松注射液 1ml，用生理盐水稀释至 10ml，将其注射到穴位中，然后将所选的 00 号羊肠线置入 12 号一次性埋线针中，快速进针入皮下，再缓慢将其埋入一定深度，反复提插数次，待患者有较强酸胀感后，针孔用碘伏再次消毒，外敷创可贴。

操作间隔　20~30 天 1 次，3 次 1 个疗程。

主治　非特异性溃疡性结肠炎。

15.3　注意事项

1）穴位埋线技术治疗本病疗效肯定，与火针配合使用效果更佳，但对有严重失水或有恶性病变的则应采用综合性治疗。

2）如果患者最近有糖皮质激素治疗史，建议不要在穴位埋线之前采用加糖皮质激素的穴位注射疗法。

3）由于非特异性溃疡性结肠炎情缠绵反复，非一时能获效，嘱一定患者坚持治疗。

4）活动期应卧床休息，进食宜稀软，忌食生冷油腻刺激性食物。

16　消化性溃疡

16.1　消化性溃疡概述

16.1.1　概念

消化性溃疡主要指发生在胃和十二指肠的慢性溃疡，亦可发生于食管下段、胃空肠吻合口周围，是消化道发病率较高的疾病，以青壮年多发，男多于女，儿童亦可发病，老年患者所占比例亦逐年有所增加。

本病属于中医学"胃脘痛"范畴。

16.1.2　病因病机

（1）中医病因病机

本病病位在胃，与肝、脾、胃等脏腑关系密切。其发生可因忧思恼怒，气郁伤肝，肝失疏泄，横逆犯胃，胃失和降，气机阻塞而致；若肝郁化火，火邪伤阴测可使病情加重或病程缠绵；若气滞日久，血脉凝涩，瘀血内结，则成痼疾难愈；或素体脾胃虚弱，或劳倦过度，或久病脾胃受伤，均可致中焦虚弱而致；若脾阳不足，寒邪内生，或胃阴受伤，胃肠脉络失濡养亦可致病。

（2）西医病因病机

消化性溃疡的病因机制目前尚未阐明，可能与胃十二指肠黏膜的防御功能和损害因素之间的平衡受到破坏有关。遗传因素、饮食、情绪等亦与发病相关。

大量资料研究表明，盐酸和胃蛋白酶是形成消化性溃疡的必备条件。胃酸分泌过多起重要作用，酸性胃液分泌增加超过食物中和稀释的能力，胃内蛋白质受胃蛋白酶的水解黏液与重碳酸盐结合形成的胃黏膜保护屏障，使胃黏膜损伤，日久形成溃疡。

幽门螺旋杆菌感染是引起消化性溃疡的重要病因，在幽门螺旋杆菌黏附的上皮细胞可见微绒毛减少，细胞间连接丧失，细胞肿胀，表面不规则，细胞内黏液颗粒耗竭，空泡样变，细菌与细胞间形成黏着蒂和浅杯样结构。

胃排空延缓和胆汁反流胃溃疡病时胃窦和幽门区域的这种退行性变可使胃窦收缩失效，从而影响食糜的向前推进，胃排空延缓可能是胃溃疡病发病机理中的一个因素。

药物因素某些解热镇痛药，抗癌药等，如吲哚美辛、保泰松、阿司匹林、肾上腺皮质激素、氟尿嘧啶、氨甲蝶呤等。或在不同程度上抑制前列腺素的合成，或具有组胺样作用，可增加胃酸分泌，进而导致消。

现已一致认为消化性溃疡的发生具有遗传素质，而且证明胃溃疡和十二指肠溃疡病系单独遗传，互不相干，胃溃疡患者的家族中，胃溃疡的发病率较正常人高3倍；而在十二指肠溃疡患者的家族中，较多发生的是十二指肠溃疡而非胃溃疡。

根据现代的心理-社会-生物医学模式观点，消化性溃疡属于典型的心身疾病范畴之一，心理因素可影响胃液分泌，而引起消化性溃疡的发生。

16.1.3 临床表现

慢性、周期性、节律性中上腹部疼痛：胃溃疡常在剑突下或偏左，进餐后1～2小时发作，持续1～2小时胃排空后缓解；十二指肠溃疡多在剑突下偏右，多于空腹时发生，进食后缓解。疼痛性质可呈钝痛、灼痛或饥饿样痛。特殊类型溃疡如幽门管、球后、胃底贲门区、巨大溃疡及多发性溃疡、复合性溃疡或有并发症时，腹痛可不典型，可有剧烈腹痛或夜间痛。常伴有返酸、嗳气、流涎、恶心、呕吐等。

全身症状：患者可有失眠等神经官能症的表现，疼痛较剧而影响进食者可有消瘦及贫血。

16.1.4 临床诊断

(1) 中医诊断

肝气犯胃：胃脘胀满，攻撑作痛，脘痛连胁，嗳气则舒，情志不舒时加重，泛吐酸水，胸闷喜太息，食少，舌苔薄白，脉弦。

肝胃郁热：胃脘灼痛，痛势急迫，食入即痛，泛酸嘈杂，口干口苦，烦躁易怒，大便秘结，舌红苔黄，脉弦数。

胃阴不足：胃痛隐隐，饥饿时加重，口燥咽干，渴不欲饮，五心烦热，似饥而不欲食，或纳呆，时作干呕，大便干燥，舌红少津有裂纹，苔少或花剥，脉细数。

胃络瘀血：胃脘疼痛，痛有定处而拒按，痛如针刺或刀割，甚者呕血、便血，舌紫黯，有瘀斑、瘀点，脉涩。

中焦虚寒：胃痛隐隐，喜按喜暖，纳食减少，呕吐清涎，大便稀薄，倦怠乏力，神疲懒言，畏寒肢冷。舌淡胖，脉沉细或迟。

(2) 西医诊断

消化性溃疡以慢性经过、周期性发作、节律性上腹痛为临床特点，好发于冬秋季节。上腹部疼痛，胃溃疡于上腹部偏左而十二指肠溃疡则偏右侧；胃溃疡为饭后疼痛，呈进食–疼痛–缓解的节律，十二指肠溃疡为空腹痛或夜间痛，呈疼痛–进食–缓解的节律。有反酸、嗳气、烧心、上腹饱胀、恶心、呕吐、食欲减退等消化不良症状，但这些症状均缺乏特异性，并发出血时，可出现呕血和（或）黑粪。

缓解期一般无明显体征，活动期溃疡患者多有上腹部局限性轻压痛，十二指肠溃疡压痛点略偏右。少数患者可因慢性失血或营养不良而有贫血。并发幽门梗阻者，可有胃蠕动波及振水音。溃疡穿孔时可有局限或弥漫性腹膜炎表现。

内镜检查可直接观察胃、十二指肠黏膜和取黏膜标本作病理及幽门螺杆菌检查，对消化性溃疡的诊断和良性溃疡、恶性溃疡鉴别诊断的准确性高。

X线钡餐检查多采用气钡双对比造影，龛影是溃疡的直接征象，是诊断本病的可靠依据，局部痉挛、激惹现象、球部畸形和局部压痛等是溃疡的间接征象。

幽门螺杆菌检测：内镜检查时，在距幽门 3～5cm 处取胃窦黏膜标本作幽门螺杆菌检测。

16.2　穴位埋线在消化性溃疡中的应用

选取穴位　中脘、天枢、胃俞、足三里、上巨虚、下巨虚

随证加减　肝气犯胃加肝俞、阳陵泉；肝胃郁热加肝俞、内庭；胃阴不足三阴交、脾俞；胃络瘀血加膈俞、血海；中焦虚寒加气海、脾俞。

操作规程　取 6～8 个穴位，用龙胆紫作出针点的标记，穴位常规消毒，镊取一段 0.5～1cm 长的 00 号羊肠线线，放置于 12 号一次性埋线针内，左手拇食指绷紧或捏起进针部位皮肤，右手持针，快速刺入到穴位后，反复提插数次，待患者有较强酸胀感后，边推针芯，边退针管，使羊肠线完全埋入穴位，针孔处挤压至不出血或血流颜色改变即可，再用碘伏消毒后，外敷创可贴。

操作间隔　20～30 天 1 次，3 次 1 个疗程。

主治　消化性溃疡。

16.3　注意事项

1）穴位埋线疗法治疗消化性溃疡有较好的效果，如配合火针效果更佳。

2）避免精神刺激、过度劳累、生活无规律、吸烟和酗酒等不良生活习惯。

3）宜食富有营养易消化的食物；少食多餐，细嚼慢咽，定时进食；不宜饱食、暴食；忌食生冷粗硬、冷饮沸汤、辛辣酸甜之品；避免咖啡、浓茶等刺激性饮料。

17 便秘

17.1 便秘概述

17.1.1 概念

便秘是粪便在肠内滞留过久，秘结不通；排便困难或欲大便而艰涩不畅的一种病证。分为器质性便秘和功能性便秘，器质性便秘是指由于消化道器质性病变而导致的便秘，功能性便秘是指无器质性病变由于大肠以及肛管功能活动异常而引起的便秘。

中医称便秘为"大便难"、"脾约"、"后不利"、"秘涩"、"秘结"、"阴结"、"阳结"、"肠结"、"冷秘"、"气秘"等。

17.1.2 病因病机

(1) 中医病因病机

本病病位在肠，但与脾、胃、肺、肝、肾等功能失调均有关联。为大肠传导功能失常，粪便在肠内停留时间过久，水液被吸收，以致便质干燥难解，可分为实证和虚证两类。实证便秘，多由素体阳盛，嗜食辛辣厚味，以致胃肠积热，或邪热内燔，津液受灼，肠道燥热，大便干结；或因情志不畅，忧愁思虑过度，或久坐少动，肺气不降，肠道气机郁滞，通降失常，传导失职，糟粕内停，而成便秘。虚证便秘，多由病后、产后，气血两伤未复，或年迈体弱，气血亏耗所致，气虚则大肠传导无力，血虚则肠失滋润；或下焦阳气不充，阴寒凝结，腑气受阻，糟粕不行，凝结肠道而成便秘。

(2) 西医病因病机

器质性便秘：肠管器质性病变包括肿瘤、炎症或其他原因引起的肠腔狭窄或梗阻；直肠、肛门病变包括直肠内脱垂、痔疮、直肠前膨出、耻骨直肠肌肥厚、耻直分离、盆底病等；内分泌或代谢性疾病包括糖尿病、甲状腺功能低下、甲状旁腺疾病等；系统性疾病如硬皮病、红斑狼疮等；神经系统疾病包括中枢性脑部疾患、脑卒中、多发硬化、脊髓损伤以及周围神经病变等；药物性因素如铁剂、阿片类药、抗抑郁药、抗帕金森病药、钙通道拮抗剂、利尿剂以及抗组胺药等。

如果便秘无上述等明确病因，称为功能性便秘，病因尚不明确，其发生与多种因素有关，包括进食量少或食物缺乏纤维素或水分不足，对结肠运动的刺激减少；因工作紧张、生活节奏过快、工作性质和时间变化、精神因素等干扰了正常的排便习惯；腹肌及盆腔肌张力不足，排便推动力不足，难于将粪便排出体外；滥用泻药，形成药物依赖，造成便秘；老年体弱、活动过少、肠痉挛导致排便困难，或由于结肠冗长所致。

17.1.3　临床表现

以排便困难为主症，2 日以上至 1 周左右大便 1 次，粪质干硬，排出困难；或虽然每日大便 1 次，但粪质干燥坚硬，排出困难；或粪质并不干硬，也有便意，但排出困难等。常伴有腹胀、腹痛、头晕、便血等症状，部分患者还伴有失眠、烦躁、多梦、抑郁、焦虑等精神心理障碍。

17.1.4　临床诊断

（1）中医诊断

热秘：大便干结，腹胀腹痛，面红身热，口干口臭，小便短赤，舌红、苔黄燥，脉滑数。

气秘：大便秘结，欲便不得，腹痛连及两胁，得矢气或便后则舒，嗳气频作或喜叹息，苔薄腻，脉弦。

冷秘：大便秘结，腹部拘急冷痛，拒按，手足不温，苔白腻，脉弦紧或沉迟。

虚秘：虽有便意但排便不畅，或数日不便但腹无所苦，临厕努挣乏力，心悸气短，面色无华，舌质淡，脉细弱。

（2）西医诊断

大便量少、质硬、排出困难；或伴有长时间用力排便、直肠胀感、排便不尽感，甚至需用手法帮助排便；在不使用泻剂的情况下，7 日内自发性排空粪便不超过 2 次或长期无便意。

患者便秘症状的特点（便意、便次、排便费力以及粪便性状等）、伴随症状、基础疾病、药物因素以及有无警报征象等，及患者的饮食结构、对疾病的认知程度和心理状态等都应纳入诊断范围。

国际上通用的便秘诊断标准是罗马标准，罗马委员会对功能性胃肠病进行了系列跟踪研究，先后制定了罗马 I、II、III 标准。2006 年制定的罗马 III 标准是目前功能性胃肠病的最新、最全面、最系统的科学经典。罗马 III 标准中对慢性便秘的诊断标准如下：

在过去 12 个月中，至少 12 星期连续或间断出现以下 2 个或 2 个以上症状：

1）>1/4 时间有排便费力；

2）>1/4 的时间有粪便呈团块或硬结；

3）>1/4 时间有排便不尽感；

4）>1/4 的时间有排便时肛门阻塞感或肛门直肠梗阻；

5）>1/4 的时间有排便需用手法协助；

6）>1/4 的时间有每星期排便<3 次，日排便量小于35g。

内镜检查：可观察结肠和直肠黏膜情况，排除器质性病变。部分患者可见结肠黏膜呈弥漫性黑褐色斑点，称结肠黑变病，为肠黏膜脂褐素沉着，多与长期服用泻剂有关。

影像学检查：腹部 X 线平片能显示肠腔扩张、粪便存留及气液平面。钡剂灌肠可发现巨直肠和巨结肠。CT 或 MRI 主要用于发现肠道有无肿块或狭窄的患者。

17.2　穴位埋线在便秘中的应用

选取穴位　天枢、关元、大肠俞、上巨虚、支沟。

随证加减　热秘者，加大椎、内庭；气秘者，加期门、中脘；气虚者，加脾俞、气海；血虚者，加足三里、三阴交；阳虚者，加肾俞、气海。

操作规程　取 6~8 个穴位，用龙胆紫作出针点的标记，穴位常规消毒，镊取一段 1~2cm 长的 00 号羊肠线线，放置于 12 号一次性埋线针内，左手拇食指绷紧进针部位皮肤，右手持针，快速刺入到穴位后，做提插手法，待有较强酸胀感后，边推针芯，边退针管，使羊肠线完全埋入穴位，外敷创可贴。

操作间隔　20~30 天 1 次，3 次 1 个疗程。

主治　功能性便秘。

17.3　注意事项

1）穴位埋线技术治疗功能性便秘有较好效果。如经多次治疗无效者，应查明病因。

2）患者应多吃新鲜蔬菜、水果，进行适当体育活动，并养成定时排便的习惯。

18 性功能障碍

18.1 性功能障碍概述

18.1.1 概念

性功能障碍指成年男性的性器官没有解剖学的损害而出现功能障碍，是指男性在性欲、阴茎勃起、性交、性高潮、射精等性活动的五个阶段中，其中某个阶段或几个阶段或整个阶段发生异常而影响性活动正常进行。最多见的男性性功能障碍是阴茎勃起和射精异常，临床上常表现为性欲缺乏、因阴茎不能勃起而不能进行性交或早泄等。总体上可分为功能性性功能障碍和器质性性功能障碍两大类，前者占性功能障碍的绝大多数，而后者颇为少见。

本病属中医学的"阳痿"、"早泄"范畴。

18.1.2 病因病机

（1）中医病因病机

本病的发生多因房室不节，手淫过度；或过于劳累、疲惫；异常兴奋、激动；高度紧张、惊恐伤肾；命门火衰、宗筋不振；或嗜食肥甘、湿热下注、宗筋弛缓而致。与肾、肝、心、脾的功能失调密切相关。

（2）西医病因病机

对于勃起异常，常见的非器质性病因是精神刺激过度、情感异常、心理障碍，对于射精异常而言，非器质性病因主要为精神源性因素、手淫等。其中精神心理方面的不良刺激占重要作用，包括不正确的性态度、过去性经历的影响以及矛盾、人际关系紧张对性功能的影响、各种外界因素所造成的心理压抑。

性功能障碍也有器质性原因，在诊断性功能障碍时必须排除有关的躯体疾病如性器官的慢性炎症、外伤以及相关的神经系统的病变，某些内分泌疾病，长期服用某些药物，患有精神疾病如抑郁症、焦虑性神经症以及先天性泌尿生殖器官发育不良等都可能出现性功能障碍。

大多数男性性功能障碍的患者，都是由功能性病变所引起的，其中尤以大脑皮质的功能紊乱为主；器质性病变引起的性功能障碍，也是与大脑皮质的功能紊乱密切相关，即在器质性病变的基础上，也可产生大脑皮质的功能紊乱，从而引起大脑皮质对高级性中枢的过度抑制或过度兴奋，同时脊髓性中枢是也受大脑皮质高级性中枢控制，神经系统从兴奋的偏盛，到兴奋的减弱或抑制的偏盛，直至功能衰竭，是性功能障病理过程的三个先后发展阶段。

18.1.3　临床表现

1）阴茎勃起障碍：阳痿主要表现阴茎萎软，不能有效地勃起，或勃起而不坚，时间短暂，不能维持正常的性交，常伴性欲锐减，甚至无性欲，以及精神不振，或心悸易惊，或抑郁寡欢或胆怯多疑性精神症状；阳强是指不伴有性欲和性刺激的情况下，阴茎呈强直性疼痛性的勃起，持续时间可达几小时或几周，精液自出，甚至可引起阴茎水肿或尿潴留；阳缩症表现突然阴茎或阴囊睾丸内缩，伴少腹拘急，疼痛剧烈，甚至四肢厥冷，冷汗出。

2）射精异常：遗精是指每月遗精超过4次以上者，在遗精前常伴有性刺激或性欲意念，或在梦中有性活动，同时伴有神经衰弱、阳痿、腰酸膝软等表现；早泄是指阴茎虽能勃起，性交时间极短即排精，甚至刚接触阴唇即射精，而后阴茎萎软不能正常性交；此外还有不射精症，性交过程中无射精，不能形成性高潮，即进入消退期；部分病例性交后，有性欲，性高潮和射精的感觉，但精液逆流入膀胱，而无精液从尿道口排出，大多数病人阴茎勃起正常，部分可出现性冷淡和阳痿。

18.1.4　临床诊断

(1) 中医诊断

命门火衰：阳事不举或举而不坚，精薄清冷，神疲倦怠，畏寒肢冷，面色㿠白头晕，耳鸣，腰膝酸软，夜尿清长，舌淡胖，苔薄白，脉沉细。

心脾亏虚：阳痿不举，心悸，失眠多梦，神疲乏力，面色萎黄，食少纳呆，腹胀便溏，舌淡，苔薄白，脉细弱。

肝郁不舒：阳事不起，或起而不坚，心情抑郁，胁肋胀痛，脘闷不舒，食少便溏，苔薄白，脉弦。

惊恐伤肾：阳痿不振，心悸易惊，胆怯多疑，夜多噩梦，常有被惊吓史，苔薄白，脉弦细。

湿热下注：阴茎痿软，阴囊潮湿，瘙痒腥臭，睾丸坠胀作痛，小便赤涩灼痛，胁胀腹闷，肢体困倦，泛恶口苦，舌红，苔黄腻，脉滑数。

(2) 西医诊断

病史：过去史重点了解有无手淫史，性生活史，首次性生活是否成功，夫妻感情如何，有无外伤以及家族遗传史；现病史重点了解发病的时间、有无明显的诱因，病程的长短，病情加重的时间。勃起的硬度，持续的时间及长短，夜间有无勃起射精的状况。

查体：除一般全身检查外，重点检查外生殖器的发育情况：如阴茎、睾丸的大小，有无畸形，阴茎海绵体有无结节，尿道口有无狭窄、睾丸及附睾大小，有无触压痛，有无结节等。体型的发育，毛发分布，男性第二性征情况等。

生殖内分泌检查：男子性激素水平对男子性功能障碍有明显的关系，临床测定非常必要。

阴茎海绵体试验：是鉴别功能性及器质性阳痿的手段之一，也是阴茎海绵体造影的必行试验。

阴茎海绵体造影：海绵体造影作为静脉漏性阳痿的诊断手段在国外 20 世纪 80 年代中期即有报导，但关于诊断尚无分型及标准。

夜间勃起试验：茎硬度测试环，是用来检测男性夜间阴茎勃起程度区分功能性阳痿还是生理性阳痿的简便而有效的手段之一。

18.2　穴位埋线在性功能障碍中的应用

选取穴位　关元、中极、肾俞、三阴交

随证加减　命门火衰加命门、志室、气海；心脾两虚加心俞、脾俞、足三里；惊恐伤肾加命门、百会、神门；湿热下注加阴陵泉透阳陵泉、曲骨。

操作规程　取 6~8 个穴位，用龙胆紫溶液做标记，穴位常规消毒，取 2% 的利多卡因注射液 5ml，0.5mg 甲钴胺 1ml，用生理盐水稀释至 10ml 每穴注射药物 1~2ml，药物注射完后，将所选 1~2cm 长的 00 羊肠线装入所一次性埋线针中，快速刺入皮下进入穴位，提插得气后，边推针芯边退针管，使羊肠线埋入，外敷创可贴。

操作间隔　20~30 天 1 次，3 次 1 个疗程。

主治　功能性性功能障。

18.3　注意事项

1）虚证配合灸法，疗效更佳。

2）积极治疗原发病。

3）针灸治疗同时，要注意精神护理。

4）鼓励戒除手淫，消除婚外因素干扰，防止身心过劳，注意劳逸结合。

19 功能失调性子宫出血

19.1 功能失调性子宫出血概述

19.1.1 概念

功能失调性子宫出血，简称功血，指由于卵巢功能失调而引起的子宫异常出血。临床表现为月经周期紊乱、经量过多，出血时间延长，甚至不规则阴道流血等。多发于青春期及更年期妇女，通常分为排卵型和无排卵型两类，约85%病例属无排卵型功血。

本病属于中医学"崩漏"范畴。

19.1.2 病因病机

（1）中医病因病机

素体阳盛，外感热邪，过食辛辣，致热伤冲任，迫血妄行；情志抑郁，肝郁化火，致藏血失常；七情内伤，气机不畅，或产后余血未净，瘀血阻滞冲任，血不归经发为崩漏。忧思劳倦过度，损伤脾气，统摄无权，而致冲任不固；肾阳亏损，失于封藏，使冲任不固，或肾阴不足致虚火动血，而成崩漏。

本病病变涉及冲、任二脉及肝、脾、肾三脏；主要病机是由于冲任损伤，不能固摄，以致经血从胞宫非时妄行。

（2）西医病因病机

功能性子宫出血常见的发病因素有：精神过度紧张，环境、气候改变，过度劳累，营养良及其他全身性疾病等。这些因素通过大脑皮层的神经递质，影响丘脑下部-垂体-卵巢之间的相互调节和制约的机制，以致卵巢功能失调，性激素分泌失常，而子宫出血是则受雌、孕激素直接控制，由于雌激素水平下降或雌、孕激素比例失调，从而影响了子宫内膜的周期性变化，子宫内膜受单一激素的刺激而呈增生的状态，与此同时，却无致密坚固的间质支持，致使组织变脆，易自发溃破出血；内膜中的血管不发生节段性收缩和松弛，子宫内膜不能同步脱落，致使一处修复，另一处又破裂出血；不规则的组织破损，多处血管断裂，又因螺旋小动脉的螺形收缩不力，造成流血时间长，流血量多且不易自止。

19.1.3 临床表现

临床表现为子宫出血不规则、月经周期短、月经量过多、月经淋漓不尽、排卵期出血。失血过多可引起贫血，严重者可出现头晕、心慌、气短、乏力、浮肿、食欲不振、失眠等现象；或伴有乳房胀痛、下腹坠胀、情绪激动等。

19.1.4 临床诊断

（1）中医诊断

血热内扰：经血量多或淋漓不净，血色深红或紫红，质黏稠，夹有少量血块，面赤头晕，烦躁易怒，渴喜冷饮，便秘尿赤，舌红、苔黄，脉弦数或滑数。

气滞血瘀：月经漏下淋漓不绝或骤然暴下，色暗或黑，小腹疼痛，血下痛减，舌质紫黯或有瘀斑，脉沉涩或弦紧。

肾阳亏虚：经血量多或淋漓不净，色淡质稀，精神不振，面色晦暗，畏寒肢冷，腰膝酸软，小便清长，舌淡、苔薄，脉沉细无力。

气血不足：经血量少，淋漓不净，色淡质稀，神疲懒言，面色萎黄，动则气短，头晕心悸，纳呆便溏，舌胖而淡或边有齿痕、苔薄白，脉细无力。

（2）西医诊断

根据患者的临床表现，并详细询问初潮年龄、月经周期变化的诱因、出血特点、伴随的症状及治疗方法、效果等，同时还要询问注意避孕药及雌激素应用史。

全身检查患者是否有消瘦、肥胖、多毛、皮肤紫纹及紫癜；妇科检查（无性生活史者行肛门指诊）确定子宫大小、附件肿块，有无器质性病变。

对出血量多或持久不停的已婚患者，采用诊断性刮宫术止血，并能探查宫腔，确定有无器质性疾病，病检子宫内膜。还可进行阴道细胞涂片、宫颈黏液涂片、基础体温测定、激素水平测定等了解卵巢的排卵功能。

卵巢功能的测定对功能失调性子宫出血的诊断有参考价值；盆腔 B 超扫描对子宫及附件的器质性病变有诊断意义。

19.2 穴位埋线在功能失调性子宫出血中的应用

选取穴位 关元、三阴交、膈俞、地机

随证加减 血热内扰加行间、期门；气滞血瘀加血海、太冲；肾阳亏虚加灸气海、命门；气血不足加灸脾俞、足三里。

操作规程 取 6～8 个穴位，用龙胆紫作出针点的标记，用穴位常规消毒，

持无菌小弯镊镊取一段 0.5～1cm 长的 00 号羊肠线线，放置于 12 号一次性埋线针内，左手拇食指绷紧或捏起进针部位皮肤，右手持针，快速刺入到穴位，反复提插数次，待患者有较强酸胀感后，边推针芯，边退针管，使羊肠线完全埋入穴位，针孔处挤压至不出血或血流颜色改变即可，再用碘伏消毒后，外敷创可贴。

操作间隔 20～30 天 1 次，3 次 1 个疗程。

主治 功能性子宫出血。

19.3 注意事项

1）穴位埋线技术对本病有一定疗效，但一定要避开经期埋线。

2）对于血量多、病势急者，应采取综合治疗措施。

3）青春期无排卵型功血患者多数随年龄增长下丘脑–垂体–卵巢轴功能将会逐渐发育成熟，经过适当治疗，最终可建立正常的排卵月经周期；绝经期妇女如反复多次出血，应作妇科检查，排除肿瘤致病因素。

4）患者应注意饮食调摄，加强营养，忌食辛辣及生冷饮食，防止过度劳累。

20 痛经

20.1 痛经概述

20.1.1 概念

痛经，或称为经期疼痛，是指经期或行经前后出现的周期性小腹或腰部疼痛，甚至痛及腰骶。每随月经周期而发，严重者可伴恶心呕吐、冷汗淋漓、手足厥冷，甚至昏厥，给工作及生活带来影响。据有关调查表明，痛经的发病率为33.19%，以青年女性较为多见。分为原发性和继发性两种。原发性系指生殖器官无明显异常者；后者多继发于生殖器官的某些器质性病变，如子宫内膜异位症、子宫腺肌病、慢性盆腔炎、子宫肌瘤等。

中医学称之为"月水来腹痛"、"经行腹痛"、"经期腹痛"、"经痛"等。

20.1.2 病因病机

(1) 中医病因病机

痛经的发生与冲、任二脉以及胞宫的周期生理变化密切相关，与肝、肾二脏也有关联。如若经期前后冲任二脉气血不和，脉络受阻，导致胞宫的气血运行不畅，"不通则痛"；或胞宫失于濡养，"不荣则痛"。此外，情志不调、肝气郁结、血行受阻；寒湿之邪客于胞宫，气血运行不畅；气血虚弱，肝肾不足均可使胞脉不通、胞宫失养而引起痛经。

(2) 西医病因病机

痛经的确切病因至今尚不明确，没有一个理论能全面解释此症候群。

原发性痛经：是指初潮不久后即出现痛经，有时与精神因素密切相关。也可能由于子宫肌肉痉挛性收缩，导致子宫缺血而引起痛经，多见于子宫发育不良、宫颈口或子宫颈管狭窄、子宫过度屈曲，使经血流出不畅，造成经血滞留，从而刺激子宫收缩引起痛经。有的在月经期，内膜呈片状脱落，排出前子宫强烈收缩引起疼痛，排出后症状减轻。

继发性痛经：多见于生育后及中年妇女，因盆腔炎症、肿瘤、子宫内膜异位症或子宫内放置节育器引起。内膜异位症系子宫内膜组织生长于子宫腔以外，如子宫肌层、卵巢或盆腔内其他部位，同样有周期性改变及出血，月经期间因血不能外流而引起疼痛，并因与周围邻近组织器官粘连，而使痛经逐渐加重。

另外痛经的机制与前列腺素活性有关，分泌期子宫内膜及血中前列腺素异常升高，诱发子宫肌收缩，产生痉挛性疼痛，同时可引起胃肠道反应。还有催产素、白细胞三烯、血管加压素等也参与了痛经的形成。

20.1.3 临床表现

经期或行经前后小腹疼痛，随着月经周期而发作。疼痛可放射到胁肋、乳房、腰骶部、股内侧、阴道或肛门等处。一般于经期来潮前数小时即已感到疼痛，成为月经来潮之先兆。甚者疼痛难忍，面青肢冷，呕吐汗出，周身无力，甚至晕厥。

20.1.4 临床诊断

（1）中医诊断

寒湿凝滞：经前或经期小腹冷痛，得热则舒，经血量少，色紫黯有块。伴形寒肢冷、小便清长，苔白，脉细或沉紧。

气滞血瘀：经前或经期小腹胀痛拒按，胸胁、乳房胀痛，经行不畅，经色紫黯、有血块，舌紫黯或有瘀斑，脉沉弦或涩。

气血不足：经期或经后小腹隐痛喜按，且有空坠不适之感，月经量少、色淡、质清稀，神疲乏力，头晕眼花，心悸气短，舌淡、苔薄，脉细弦。

（2）西医诊断

根据经期腹痛的症状，妇科检查无阳性体征，诊断并不困难，但需排除引起痛经的盆腔器质性病变，腹腔镜检查是最有价值的辅助诊断方法。

原发性痛经：妇科检查无阳性体征为诊断原发性痛经的关键，主要是排除盆腔器质性病变的存在。采取完整的病史，做详细的体格检查（尤其是妇科检查），排除子宫内膜异位症、子宫腺肌症、盆腔炎症等。最常见于25岁以下未婚未产的妇女，大多在初潮后6~12月发病，大多到育龄、婚后会缓解，甚至症状消失。

继发性痛经：根据病史妇科检查及必要的辅助诊断方法明确痛经是由何种妇科疾病引起。常见于育龄妇女，特别是30岁后的已婚妇女，其生殖器官发生了器质性病变，妇科检查可发现子宫增大、活动受限、有压痛；附件增粗或片状增厚、有压痛。

20.2 穴位埋线在痛经中的应用

选取穴位 关元、三阴交、地机、十七椎。

随证加减　寒湿凝滞加灸水道、命门；气血瘀滞加血海、膈俞、次髎；气血不足加膈俞、脾俞、足三里益气养血止痛。

操作规程　取 6~8 个穴位，用龙胆紫溶液做标记，穴位常规消毒，取 2% 的利多卡因注射液 5ml，用生理盐水稀释至 10ml，将其注射到穴位中，然后将所选的 00 号羊肠线置入 12 号一次性埋线针中，快速进针入皮下，反复提插数次，待患者有较强酸胀感后，边推针芯边退针管，缓慢将羊肠线埋入穴位，针孔用碘伏再次消毒，外敷创可贴。

操作间隔　20~30 天 1 次，3 次 1 个疗程。

主治　原发性痛经。

20.3　注意事项

1）穴位埋线技术对原发性痛经有显著疗效。埋线宜从经前 3~5 天开始，连续治疗 3 个月经周期。

2）对继发性痛经，运用穴位埋线技术减轻症状后，应及时确诊原发病变，施以相应治疗。

3）经期应避免精神刺激和过度劳累，经前期及经期避免感寒受凉或过食生冷。

4）体弱者注意加强营养以补充维生素和矿物质并进行体格锻炼。青春期女子应消除经前恐惧心理，学习有关女性生理卫生知识。

5）注意经期卫生及产后摄生保健。此外注意节制房事。

21 闭经

21.1 闭经概述

21.1.1 概念

闭经包括原发性闭经和继发性闭经。凡年满 18 岁或第二性征已发育成熟 2 年以上仍未来月经称原发性闭经；已有规则的月经周期，由于某些原因而停止行经达 6 个月以上者称继发性闭经，妊娠期、哺乳期、绝经期以后的停经，均属生理现象，不属闭经范畴。

21.1.2 病因病机

（1）中医病因病机

经闭多由禀赋薄弱，肾气未充，或多产堕胎，耗伤精血；或失血过多等均可导致血海空虚，而产生经闭。七情内伤，肝气郁结，气滞血瘀，或脾失健运，痰湿内盛，阻于冲任；或饮冷受寒，血为寒凝，冲任阻滞不通，胞脉闭阻而致闭经。

基本病机分为虚、实两类，实者主要有瘀滞与寒凝，虚者主要有血虚与肾虚。病位主要在肝，与脾、肾有关。

（2）西医病因病机

月经周期的建立有赖于下丘脑-垂体-卵巢的神经内分泌以及靶器官子宫内膜对性激素的周期性反应，其中任何一个环节发生障碍都有导致闭经的可能。临床通常根据病变部位分为子宫性、卵巢性、垂体性、下丘脑性闭经。

除此以外，全身性疾病如营养不良，慢性消耗如贫血、结核、糖尿病等可引致闭经。又如肾上腺皮质功能失调、甲状腺功能失调以及生活环境的骤然改变、精神因素刺激等亦可引发。

21.1.3 临床表现

年过 18 岁而月经尚未来潮，或以往有过正常月经，现停止月经在 6 个周期以上。可伴有体格发育不良、头痛、视力障碍、恶心、呕吐、周期性腹痛、溢乳、绝经前后诸症、肥胖、多毛或结核病等。由于病因不同，临床表现各异，一般月经超龄未至，或先见月经周期延长，经量少，终至停闭。

21.1.4 临床诊断

（1）中医诊断

肝肾亏虚：月经超龄未至，或由月经后期、量少逐渐至闭经，头晕耳鸣，腰膝酸软，舌红、少苔，脉沉弱或细涩。

气血不足：月经周期逐渐后延，经量少而色淡，继而闭经，面色无华，头晕目眩，心悸气短，神疲肢倦，食欲不振，舌质淡、苔薄白，脉沉缓或细而无力。

气滞血瘀：月经数月不行，小腹胀痛拒按，精神抑郁，烦躁易怒，胸胁胀满，舌质紫黯或有瘀斑，脉沉弦或涩而有力。

寒湿凝滞：月经数月不行，小腹冷痛拒按，得热则减，形寒肢冷，面色青白，舌紫黯、苔白，脉沉迟。

（2）西医诊断

有典型的闭经临床表现。并结合相应的检查，具体如下：

全身检查：注意一般发育及营养状况、精神神经类型、智力水平、有无躯体畸形。必要时测量身高、体重、指距及第二性特征发育情况，有无肥胖、多毛、溢乳等。

妇科检查：注意外阴发育情况，有无阴蒂肥大，阴道发育情况，阴道、处女膜有无梗阻、畸形、萎缩，卵巢是否增大。

宫腔镜检查：了解宫腔深度、宽度、形态有无畸形，有无粘连，取内膜检查有无病理改变。

腹腔镜检查：检查子宫及性腺外观，除外先天发育异常，必要时取卵巢活检。

子宫轴卵管碘油造影：了解宫腔形态，有无畸形，输卵管是否通畅，除外结核病。

阴道黏液结晶检查：了解雌激素水平。

宫颈黏液结晶检查：了解雌激素水平及有无孕激素影响。

基础体温测定：了解有无排卵及黄体功能。

测定血中促卵泡生成激素、促黄体生成素含量：若高于正常水平提示卵巢功能低下；若低于正常水平表示垂体功能或更高中枢功能低下。

蝶鞍 X 线片、CT、核磁共振等检查：以除外垂体肿瘤。

染色体检查：除外性发育异常。

21.2 穴位埋线在闭经中的应用

选取穴位 天枢、关元、合谷、三阴交、肾俞

随证加减 肝肾亏虚加肝俞、太溪；气血不足加气海、血海、脾俞、足三里；气滞血瘀加太冲、期门、膈俞；寒湿凝滞加命门、大椎。

操作规程 取6~8个穴位，用龙胆紫溶液做标记，穴位常规消毒，将所选的00号羊肠线置入12号一次性埋线针中，快速进针入皮下，反复提插数次，待患者有较强酸胀感后，边推针芯边退针管，缓慢将羊肠线埋入穴位，针孔用碘伏再次消毒，外敷创可贴。

操作间隔 20~30天1次，3次1个疗程。

主治 闭经。

21.3 注意事项

1）闭经病因复杂，治疗难度较大。不同病因引起的闭经，穴位埋线技术治疗效果各异。对感受寒邪、气滞血瘀、气血不足和精神因素所致的闭经疗效较好，而对严重营养不良、结核病、肾病、子宫发育不全等其他原因引起的闭经效果较差，需综合治疗。

2）必须进行认真检查，以明确发病原因，采取相应的治疗。因先天性生殖器官异常，不属于针灸治疗范围。

3）针灸治疗闭经疗程较长，应嘱患者积极配合，坚持治疗。

4）生活起居要有规律，经期忌受凉和过食冷饮。注意情绪调节，保持乐观心态。

22 不孕症

22.1 不孕症概述

22.1.1 概念

夫妇同居 2 年以上，有正常性生活，未采用过避孕措施而未曾受孕者，称不孕症。婚后从未妊娠过，称原发性不孕；曾有过妊娠（包括足月妊娠、早产、流产及异常妊娠如宫外孕和葡萄胎），而后又有 2 年未能再孕者，称为继发性不孕。不孕症的发病率约占育龄夫妇 8%～17%，原发性不孕发生率高于继发性不孕。

本病属于中医学"断绪"、"断续"范畴。

22.1.2 病因病机

（1）中医病因病机

导致不孕的原因很多，古人所说的五不女，即螺、纹、鼓、角、脉五种，大多属于先天性生理缺陷，这是针灸所不能奏效的。

就脏腑气血而论，本证与肾精关系密切。如先天肾虚，或精血亏损，使冲任虚衰，寒客胞脉，而不能成孕；情志不畅，肝气郁结，气血不和，或恶血留内，气滞血瘀，或脾失健运，痰湿内生，痰瘀互阻，胞脉不通，均可致不孕。本病证候有虚有实，虚者多为肾虚不孕，实证多为肝气郁结或痰瘀互阻。

（2）西医病因病机

现代医学认为，女性因素引起的不孕症，主要由卵巢内分泌失调及卵子生成异常，精子、卵子结合受阻，孕卵着床障碍等三方面因素导致。

输卵管因素是不孕症最常见因素。先天性输卵管发育不全，输卵管畸形，输卵管炎症使输卵管内膜纤毛破坏，炎症引起的梗塞，输卵管结核，子宫内膜异位症引起输卵管粘连等均能引起输卵管不通畅或全阻塞而致不孕。排卵障碍各种因素引起卵巢功能紊乱导致无排卵。子宫发育不良，子宫黏膜下肌瘤，多发性子宫内膜息肉，宫腔粘连，子宫内膜发育不良或损伤，子宫内膜结核等，受精卵到达子宫后，缺少着床发育的基本条件，而导致不孕。宫颈息肉，宫颈肌瘤，带蒂的子宫黏膜下肌瘤阻塞子宫颈管，阻碍精子通过；宫颈管炎症，使宫颈黏液变稠，影响精子穿过；宫颈管的粘连，使精子不能进入。先天性无阴道，处女膜完全闭锁，处女膜环过于坚韧、狭窄，阴道横隔，会阴重度裂伤，阴道炎症，尿瘘等均可影响性生活正常进行或阻止精子的进入。染色体异常引起性腺发育异常或生殖道异常。

22.1.3　临床表现

育年龄的妇女；配偶生殖功能正常，婚后夫妇同居 2 年以上，未避孕而未怀孕，或曾经生育或流产，以后又 2 年以上未避孕而未孕者，伴有月经不调或痛经、闭经、白带异常等。

22.1.4　临床诊断

（1）中医诊断

肾虚胞寒：月经不调，量少、色淡，腰酸腹冷，带下清稀，性欲淡漠，舌淡、苔薄白，脉沉细而弱。

冲任血虚：月经推后，量少、色淡或经闭，面黄体弱，疲倦乏力，头昏心悸，舌淡、少苔，脉沉细。

气滞血瘀：月经推后或先后不定期，量少、色紫有血块，经前乳房及胸胁胀痛，腰膝疼痛拒按，舌紫黯或有瘀斑，脉弦涩。

痰湿阻滞：月经推后，量少、色淡，白带量多、质稠，形体肥胖，面色㿠白，口腻纳呆，大便不爽或稀溏，舌胖色淡、舌边有齿痕、苔白腻，脉滑。

（2）西医诊断

育龄妇女，夫妇同居 2 年，配偶生殖功能正常，未采取避孕措施而未曾妊娠者，可诊断为不孕症。婚后从来未妊娠者为原为性不孕；曾经有过妊娠，但近 2 年来未再受孕为继发性不孕。可通过各项试验检查来诊断。

孕激素试验：判断卵巢有无雌激素分泌可行孕激素试验。

雌激素试验：孕激素试验阴性者可以行雌激素试验，以确定孕激素试验阴性原因是否为雌激素水平低下。

排卵前期子宫颈黏液检查：宫颈黏液每天的分泌量为 20～60ml，黏液呈碱性，pH 为 7～8.5，排卵期黏液清亮，黏液量增多，质稀薄，拉丝性增加，可达阴道口，为 10cm 长。镜下呈典型羊齿植物状结晶。并于性交后卧床 30 秒至 1 小时后来院查子宫颈黏液，检查子宫颈黏液中的精子是否存活。

阴道涂片：一般采取阴道上方侧壁的刮片，了解体内雌激素变化。

22.2　穴位埋线在不孕症中的应用

选取穴位　关元、大赫、三阴交、次髎、足三里。

随证加减　肾虚胞寒加灸肾俞、命门；冲任血虚加气海、血海；气滞血瘀加肝俞、膈俞；痰湿阻滞加丰隆、阴陵泉。

操作规程　取6~8个穴位，用龙胆紫溶液做标记，穴位常规消毒，将所选的00号羊肠线置入12号一次性埋线针中，快速进针入皮下，反复提插数次，待患者有较强酸胀感后，边推针芯边退针管，缓慢将羊肠线埋入穴位，针孔用碘伏再次消毒，外敷创可贴。

操作间隔　20~30天1次，3次1个疗程。

主治　不孕症。

22.3　注意事项

1）穴位埋线技术治疗不孕症有一定疗效，治疗时应重视排卵期的治疗，即月经周期第12天开始埋线，以促进排卵。但治疗前必须排除男方或自身生理因素造成的不孕，必要时作有关辅助检查，以便针对原因选择不同的治疗方法。

2）对不孕症患者应重点了解性生活史、月经、流产、分娩、产褥、是否避孕及其方法、是否长期哺乳、有无过度肥胖和第二性征发育不良以及其他疾病（如结核病）等情况。

3）注意调节情志及经期卫生，节欲、蓄精，掌握排卵日期，利于受精。

23　更年期综合征

23.1　更年期综合征概述

23.1.1　概念

更年期是指妇女从生育期向老年期过渡的一段时期，是卵巢功能逐渐衰退的时期。始于 40 岁，历时 10~20 年，绝经是重要标志。在此期间，因卵巢功能衰退致性激素分泌量减少，出现以自主神经功能失调为主的症候群，称为更年期综合征。临床上约 80% 妇女出现该综合征，但多数可自行缓解；仅 25% 妇女因症状较重需要治疗。

本病属中医学"经断前后诸症"范畴。

23.1.2　病因病机

（1）中医病因病机

中医学很早就对本病有了明确认识。《素问·上古天真论》篇曰：女子"七七任脉虚，太冲脉衰少，天癸竭，地道不通。"任脉虚，太冲脉衰少，天癸竭是妇人自然衰老的生理现象，肾气渐衰、精血不足、冲任亏虚为其本，而心肾不交、心火内扰、肝肾阴虚、肝阳亢盛、脾虚不运、脾肾阳虚等则为发病的主要因素。

妇女至绝经前后，肾气渐亏，天癸将竭，精血不足，阴阳平衡失调，出现肾阴不足，阳失潜藏，或肾阳虚衰，经脉失于温养等肾阴肾阳偏盛偏衰现象，导致脏腑功能失常。肾阴不足而肝阳上亢，肾阳虚弱，脾失健运而生痰湿，其中肾虚是致病之本，肾虚不能濡养和温煦其他脏器，诸症蜂起。

（2）西医病因病机

该病发病机制至今仍未阐明，可能受多种因素影响。

精神刺激原因：与患者的性格有着密切的关系。一般神经质性格的女性对于更年期出现的各种身心不适症状非常敏感，对于生活中的各种突发事件适应性较差，很容易产生心理压力，表现出一系列的更年期精神障碍症状。

社会文化原因：更年期女性往往面临着精力减退、退休、子女离家等不良社会原因影响，再加上对自身身体状况、社会地位等的担忧，背负着极大的心理压力，容易导致更年期精神障碍的发生。另外，生活在不同社会背景下的女性，对于更年期和绝经的看法也不一样，不良的文化背景影响也会引发或加重更年期精神障碍。

内分泌失调：更年期女性卵巢功能衰退，不能排卵，无黄体形成，雌激素分泌减少，直至不能刺激子宫内膜壁，则月经由稀少到停止。同时因雌激素和孕激素的减少，使垂体的反馈抑制减弱，导致下丘脑和垂体亢进，促性腺分泌增多，影响神经系统的神经介质代谢障碍，导致一系列自主神经功能失调，进而引起情绪障碍。另外，雌激素水平下降会引起一系列的生理症状和躯体不适，影响更年期女性的神经和精神系统，从而产生或加重更年期精神障碍。

此外体质、健康状态等因素亦可导致本病的发生。

23.1.3　临床表现

月经紊乱：有三种表现方式：月经间歇期延长，来潮时间短，量少，慢慢停止；月经周期不规则，经期延长，经量增加，甚至大出血或淋漓不断直至减少至完全停止；突然停经，不再来潮。

生殖器变化：外阴、阴道、子宫、输卵管、卵巢、乳腺等组织逐渐萎缩，骨盆底及阴道周围组织逐渐松弛。

心血管症状：阵发性潮热，先感头部胀痛，随之面部发热，绯红，自头向颈部扩散甚至扩散至全身，后渐消退，多发于午后、日晡及夜间，多伴出汗；高血压：常表现为收缩压升高且波动明显；心悸及"假性心绞痛,"表现为心慌、胸闷、气短类似心绞痛发作，但与体力活动无关，服硝酸甘油亦不能解除。

精神神经症状：情绪多不稳定，易激动、紧张、忧郁、烦躁，易怒、好哭，常有失眠、眩晕、失眠、耳鸣、恐怖感、压迫感、疲劳、记忆力减退、思想不集中、判断力不准甚至喜怒无常等；有时感觉过敏或感觉减退，出现头痛、关节痛或皮肤麻木、刺痒、蚁行感等。

骨及关节症状：表现为关节（多累及膝关节）痛和骨质疏松。

泌尿系统症状：尿痛、尿频等。

消化系统障碍：食欲不振，恶心便秘，腹痛腹泻及呕吐等。

23.1.4　临床诊断

（1）中医诊断

心肾不交：心悸怔忡，失眠多梦，潮热汗出，五心烦热，情绪不稳，易喜易忧，腰膝酸软，头晕耳鸣，舌红、少苔，脉沉细而数。

肝肾阴虚：头晕目眩，心烦易怒，潮热汗出，五心烦热，胸闷胁胀，腰膝酸软，口干舌燥，尿少，便秘，舌红、少苔，脉沉弦细。

脾肾阳虚：头昏脑涨，忧郁善忘，脘腹满闷，嗳气吞酸，呕恶食少，神疲倦怠，腰酸肢冷，肢体浮肿，大便稀溏，舌胖大、苔白滑，脉沉细弱。

（2）西医诊断

患者具有更年期相关症状，发病年龄 45～55 岁之间，有月经紊乱史，有典型的自主神经系统失调症状，如潮热，汗出，情绪不稳定，失眠，多梦，易疲劳等结合以下检查，不难诊断更年期综合征。

实验室检查，影像学检查有助于诊断。

23.2 穴位埋线在更年期综合征中的应用

选取穴位　百会、关元、肾俞、太溪、三阴交。

随证加减　心肾不交、心火内扰加心俞、内关；肝肾阴虚加肝俞、志室；脾肾阳虚加气海、脾俞、足三里。

操作规程　取 6～8 个穴位，用龙胆紫溶液做标记，穴位常规消毒，将所选的 00 号羊肠线置入 12 号一次性埋线针中，快速进针入皮下，再将针缓慢刺入适当深度，反复提插数次，待患者有较强酸胀感后，边推针芯边退针管，缓慢将羊肠线埋入穴位，针孔用碘伏再次消毒，外敷创可贴。

操作间隔　20～30 天 1 次，3 次 1 个疗程。

主治　更年期综合征。

23.3 注意事项

1）穴位埋线技术对本病有较好的治疗效果，如果配合耳穴压丸法疗效更佳，但治疗时应对病人加以精神安慰，畅达其情志，使病人乐观、开朗，避免忧郁、焦虑、急躁情绪；同时要求病人加强体育锻炼，增强体质。

2）劳逸结合，保证充足的睡眠，注意锻炼身体，多进行室外活动如散步、打太极拳、观花鸟鱼虫等。

3）以食疗辅助能提高疗效。如伴有高血压、阴虚火旺者，宜多吃芹菜、海带、银耳等。

4）定期体检，尤其是妇科检查，包括防癌检查。必要时作内分泌检查。

5）妇科手术应尽量保留无病变的卵巢组织，防止更年期综合征发生。

6）男性更年期也可出现类似症状，可参照本节治疗。

24　乳腺增生

24.1　乳腺增生概述

24.1.1　概念

乳腺增生是妇女多发病之一，常见于 25～40 岁之间。是指乳腺导管、乳腺小叶、腺泡上皮、纤维组织在结构上的退行性和进行性变化，以周期性加重的乳房胀痛和多发性乳房肿块为主要临床特点。本病属于中医"乳癖"、"乳疬"、"乳核"等病症范畴。

24.1.2　病因病机

(1) 中医病因病机

本病多与情志内伤，忧思恼怒有关。足阳明胃经过乳房，足厥阴肝经至乳下，足太阴脾经行乳外，若情志内伤，忧思恼怒则肝脾郁结，气血逆乱，气不行津，津液凝聚成痰；复因肝木克土，致脾不能运湿，胃不能降浊，则痰浊内生；气滞痰浊阻于乳络则为肿块疼痛。八脉隶于肝肾，冲脉隶于阳明，若肝郁化火，耗损肝肾之阴，则冲任失调，宋《圣济总录》云："冲任二经，上为乳汁，下为月水。"所以本病多与月经周期相关。

本病的基本病机为气滞痰凝，冲任失调，病在胃、肝、脾三经。

(2) 西医病因病机

主要由于女性激素代谢障碍，尤其是雌、孕激素比例失调，即孕激素的分泌减少和雌激素相对增多，而引起乳腺导管和小叶在结构上的退行性和进行性改变，使乳腺导管上皮有不同程度的乳头状增生，小叶内和小叶周围的纤维组织也有不同程度的增生，或部分乳腺实质成分中女性激素受体的质和量的异常，使乳房各部分的增生程度参差不齐所致。

24.1.3　临床表现

乳房肿块：肿块可发于单侧或双侧乳房内，单个或多个，一般好发于乳房外上象限。表现为大小不一的片状、结节状、条索状等，其中以片状为多见。边界不明显，增长缓慢，质地坚韧或呈囊性感，可活动、与周围组织无粘连，常有触痛。大部分乳房肿块也有随月经周期而变化的特点，月经前肿块增大变硬，月经来潮后肿块缩小变软。

乳房疼痛：常为胀痛或刺痛，可累及一侧或两侧乳房，以一侧偏重多见，疼痛严重者不可触碰，甚至影响日常生活及工作。疼痛可向同侧腋窝或肩背部放射；部分可表现为乳头疼痛或痒。乳房疼痛常于月经前数天出现或加重，行经后疼痛明显减轻或消失；疼痛亦可随情绪变化、劳累、天气变化而波动。

乳头溢液：部分患者可出现少量乳头溢液，为自发溢液，多为淡黄色或淡乳白色，甚至黄绿色，棕色或血性液体。

24.1.4 临床诊断

（1）中医诊断

肝郁气滞：乳房肿块和疼痛随喜怒消长。伴急躁易怒、胸闷胁胀、心烦、口苦、喜叹息、经行不畅。苔薄黄，脉弦滑。

痰湿阻络：乳房肿块坚实，胸闷不舒，恶心欲呕，头重身重，苔腻，脉滑。

冲任失调：多见于中年妇女，乳房肿块和疼痛在月经前加重，经后缓解；伴腰酸乏力、神疲倦怠、月经失调、色淡量少。舌淡，脉沉细。

（2）西医诊断

患者具有乳腺增生相关症状，多见于青中年妇女，常伴有月经失调、流产史。

体征检查：乳房内有一个或数个大小不等的结节，小的如米粒，大的似花生米，或分散存在，或聚集成片，其形状多不规则，或扁或圆，质韧，结节可分散于乳房各个象限，也可局限于乳房的一部，以外上象限出现率最高，结节与周围组织分界不甚清楚，与皮肤和胸肌筋膜无粘连，可推动，腋窝淋巴结不大，在情绪变化后或月经期前，双侧乳房可有压痛。

钼靶 X 线乳房摄片检查：可见病变区乳房组织有密度增高的模糊阴影，数目不定，如病变范围小，则可见边缘不规则的小梁，病变广泛则乳腺密度均匀增高，失去正常结构，囊性增生为圆形成不规则的弧形的边缘整齐的阴影，周围有一透亮区。

涂片细胞学检查：用 7 号针头穿刺乳腺肿块，在抽吸状态下逐渐拔出针头，并做涂片细胞学检查，以排除恶变。乳腺增生时涂片多无异常细胞，而是呈乳头状增生，上皮细胞形态正常，

红外线热相图、微波探测，红外光乳腺扫描及 B 超检查等对诊断也有帮助。

24.2 穴位埋线在乳腺增生中的应用

选取穴位 膻中、期门、丰隆、天宗、肩井。

随证加减 肝郁气滞加太冲、肝俞；痰湿阻络加内关、中脘、足三里；冲任失调加关元、三阴交、肝俞、肾俞。

操作规程 取 6~8 个穴位，用龙胆紫溶液做标记，穴位常规消毒，将所选的 00 号羊肠线置入 12 号一次性埋线针中，快速进针入皮下，反复提插数次，待患者有较强酸胀感后，边推针芯边退针管，缓慢将羊肠线埋入穴位，针孔用碘伏再次消毒，外敷创可贴。

操作间隔 20~30 天 1 次，3 次 1 个疗程。

主治 乳腺增生。

24.3 注意事项

1）穴位埋线技术对本病有较好的疗效，能使乳房的肿块缩小或消失。

2）应及时治疗月经失调及子宫、附件的慢性炎症。少数患者有癌变的可能，必要时应手术治疗。

3）保持心情舒畅。因为过度紧张刺激忧虑悲伤，造成神经衰弱，会加重内分泌失调，促使增生症的加重。

4）改变饮食结构，防止肥胖，少吃油炸食品，动物脂肪，甜食及过多进补食品，要多吃蔬菜和水果类，多吃粗粮。

5）生活规律、劳逸结合，保持和谐的性生活。并且做到自我检查和定期复查。

25 高脂血症

25.1 高脂血症概述

25.1.1 概念

高脂血症是指脂肪代谢或转运异常，使血浆中一种或几种脂质（包括总胆固醇、甘油三酯）高于正常值或高密度脂蛋白-胆固醇低于正常值的病症，与心脑血管疾病的发病直接相关。中医学虽无"高脂血症"的病名，但在历代医籍中，有一些类似本病的记载。

本病多属于中医学"痰浊"、"血瘀"范畴。

25.1.2 病因病机

（1）中医病因病机

因先天禀赋不足，肾虚不能温煦脾胃，以致脾虚不运，聚湿生痰；或生性好逸恶劳，贪睡恣食，或终日伏案、多坐少动，致使膏脂来源增多，利用减少，积于体内，滞留脉道，而变生本病。

因饮食不节损伤脾胃，运化失司，"精微"浊化而成脂浊痰湿；或因恣食肥甘、醇酒乳酪，以致膏脂过多，传输、利用、排泄不及，而成脂浊之变，侵淫脉道，而变生本病。

情志内伤，肝胆失利：除忧思伤脾、脾失健运致使膏脂传输、利用、排泄障碍，食浊变为痰湿之外，尚可因郁怒伤肝，而致肝胆疏泄失利，或肝郁脾虚，或肝郁脾困，最终亦导致膏脂聚集，变生痰湿；还可因肝郁化火烁津为痰，阻滞脉道，亦可变生此病。

因年劳体虚肾气不足，不能温煦脾胃，脂质运化失常，滞留血中；肾阴不足则水不涵木，疏泄失职，气滞痰凝，而成本病。

（2）西医病因病机

高脂血症可分为原发性和继发性两类。原发性与先天性和遗传有关，是由于单基因缺陷或多基因缺陷，使参与脂蛋白转运和代谢的受体、酶或载脂蛋白异常所致，或由于环境因素（饮食、营养、药物）和通过未知的机制而致。继发性多发生于代谢性紊乱疾病（糖尿病、高血压、黏液性水肿、甲状腺功能低下、肥胖、肝肾疾病、肾上腺皮质功能亢进），或与其他因素年龄、性别、季节、饮酒、吸烟、饮食、体力活动、精神紧张、情绪活动等引起低密度脂蛋白分解代谢减低，产生增加，或载脂蛋白 E、C 基因表达异常而出现高脂血症。

25.1.3 临床表现

高脂血症的临床表现主要包括两大方面：一方面是脂质在真皮内沉积；另一方面脂质在血管内皮沉积所引起的动脉粥样硬化，产生冠心病和外周血管病等。脂质在全身的沉积表现可出现黄色瘤、脂性角膜弓（老年环）、高脂血症眼底改变；动脉粥样硬化病变可见主动脉粥样硬化、冠状动脉粥样硬化、颈动脉及脑动脉粥样硬化、肾动脉粥样硬化、四肢动脉粥样硬化、肠系膜动脉粥样硬化等。

由于高脂血症时黄色瘤的发生率并不十分高，动脉粥样硬化的发生和发展则需要相当长的时间，所以多数高脂血症患者起病隐匿，并无任何症状和异常体征发现。

25.1.4 临床诊断

（1）中医诊断

痰湿内阻：此型多见于肥胖之人，平时经常头晕胀痛，胸脘痞闷，甚则呕恶痰涎，身沉肢重，乏力倦怠。舌淡，边有齿痕，苔白滑腻，脉来濡滑。

肝胆郁滞：患者平素性情抑郁，情绪不宁，善叹息，伴胸闷，少腹或胁肋胀痛，脘痞嗳气，泛酸苦水，妇女可见月经不调，经前乳胀、腹痛。舌淡，苔薄白，脉弦等症。

肝肾阴虚：多见于中年以上形体并不丰腴者，常眩晕，耳鸣，头痛，肢麻，腰膝酸软，口咽干燥，五心烦热，健忘难寐。舌红少苔，脉来细数。

脾肾阳虚：患者多形体肥胖，形神衰退，常头昏头晕，耳鸣，齿摇，腰膝酸软，形寒怕冷，手足欠温，腹胀纳呆，肠鸣便溏，阳痿滑精。舌体淡胖，边有齿印，苔中根白腻，脉象沉细而迟。

（2）西医诊断

多数高脂血症患者并无任何症状和异常体征发现。而患者的高脂血症则常常是在进行血液生化检验（测定血胆固醇和三酰甘油）时被确诊。

根据中华医学会心血管病学会 1997 年制定的《血脂异常防治建议》、第 5 版《内科学》及《中药新药治疗高脂血症的临床研究指导原则》的标准制定。

在正常饮食情况下，2 周内如果 2 次测血清总胆固醇均≥6.0mmol/L，或甘油三酯≥1.54mmol/L，或低密度脂蛋白胆固醇≥3.64mmol/L，或高密度脂蛋白胆固醇，男≤1.04mmol/L、女≤1.17mmol/L，即可确诊。

25.2　穴位埋线在高脂血症中的应用

选取穴位　曲池、中脘、血海、丰隆、肝俞、膈俞。

随证加减　痰湿内阻加阴陵泉、足三里；肝胆郁滞胆俞、太冲；肝肾阴虚加肾俞、三阴交；脾肾阳虚加肾俞、命门。

操作规程　取 6 ~ 8 个穴位，用龙胆紫溶液做标记，穴位常规消毒，将所选的 1 ~ 2cm 长的 0000 号羊肠线装入所 9 号一次医用性埋线针中，以针芯推动肠线，斜刺进针快速刺入穴位，上下提插得气后，缓缓边推针芯边退针管，把羊肠线留置穴位内。出针后，挤压针孔出血，待血流停止或血流颜色改变，再用碘伏消毒后，外敷创可贴。

操作间隔　10 ~ 15 天 1 次，3 次为 1 个疗程，治疗 3 个疗程。

主治　原发性高脂血症。

25.3　注意事项

1）穴位埋线技术治疗原发性高脂血症有一定的疗效。配合耳穴压丸法效果更佳，在取得疗效后应继续治疗 1 ~ 2 个疗程，以巩固疗效，对于继发性高脂血症及本技术不能控制的高脂血症患者应加用综合治疗。

2）指导患者改变不良的饮食和生活习惯。食物宜清淡，少食肥甘厚腻及煎炸之品，多吃含纤维素多的蔬菜；用餐须细嚼慢咽；限定食量，少吃零食；戒烟，少饮酒。

3）坚持适度的体力劳动和体育运动；避免情绪紧张、过度兴奋。

26 脂肪肝

26.1 脂肪肝概述

26.1.1 概念

脂肪肝是指由于各种原因引起的肝细胞内脂肪堆积过多的病变。正常肝脏含脂量2%~4%，当肝细胞内脂质蓄积超过肝湿重的5%，或组织学上见肝组织的1/3以上肝细胞脂变时，称为脂肪肝。

脂肪性肝病正严重威胁国人的健康，成为仅次于病毒性肝炎的第二大肝病，已被公认为隐蔽性肝硬化的常见原因。脂肪肝是一种常见的临床现象，而非一种独立的疾病。其临床表现轻者无症状，重者病情凶猛。一般而言脂肪肝属可逆性疾病，早期诊断并及时治疗常可恢复正常。

本病多属于中医学"胁痛"、"肝痞"等范畴。

26.1.2 病因病机

(1) 中医病因病机

中医认为脂肪肝是由于肝郁气滞、肝胆湿热、脾虚湿盛、痰瘀阻络而最终形成湿痰瘀阻互结、痹阻肝经脉络而形成。

长期嗜食甘肥厚味之品，积蕴湿热，或加之外感湿热，导致肝胆湿热蕴结，气失疏泄，络脉失和，湿热阻于肝络而成脂肪肝。

情志失调以及某些疾病因素，使脾虚失于运化，湿浊结聚成痰，肝失疏泄，以致痰湿阻于肝络而成脂肪肝。

痰瘀阻络型脂肪肝一般病情重，常有肝郁气滞、肝胆湿热、脾虚湿盛等迁延日久、失治误治所致，出现肝肾亏虚，肝失疏泄，脾失运化，痰瘀痹阻于肝，酿成脂肪肝。

(2) 西医病因病机

食物中脂肪经酶水解并与胆盐结合，由肠黏膜吸收，再与蛋白质、胆固醇和磷脂形成乳糜微粒，乳糜微粒进入肝脏后在肝窦库普弗细胞分解成甘油和脂酸，脂酸进入肝细胞后在线粒体内氧化、分解而释出能量；或酯化合成三酰甘油；或在内质网转化为磷脂及形成胆固醇酯。肝细胞内大部分的三酰甘油与载脂蛋白等形成极低密度脂蛋白并以此形式进入血液循环。极低密度脂蛋白在血中去脂成为脂酸提供给各种组织能量。脂类代谢障碍是产生脂肪肝的原因：食物中脂肪过量、高脂血症及脂肪组织动员增加（饥饿、创伤及糖尿病），游离脂肪酸输送入肝增多，为肝内三酰甘油合成提供大量前体；急性酒精中毒、急性苏氨酸缺乏、摄入大剂量巴比妥盐等使肝细胞内三酰甘油及游离脂酸合成增加；热量摄入过高，从糖类转化为三酰甘油增多；过量饮酒、胆碱缺乏、四氯化碳和乙硫氨酸中毒等均可抑制肝内游离脂酸的氧化。乙硫氨酸中毒及胆碱缺乏可阻断磷脂合成；极低密度脂蛋白合成或分泌障碍等一个或多个环节，破坏脂肪组织细胞、血液及肝细胞之间脂肪代谢的动态平衡，引起肝细胞三酰甘油的合成与分泌之间失去平衡，最终导致中性脂肪为主的脂质在肝细胞内过度沉积形成脂肪肿。

26.1.3 临床表现

脂肪肝的临床表现多样，轻度脂肪肝病人多无自觉症状，部分患者偶有疲乏感觉，或仅觉近期腹部胀满感，而由于多数患者较胖，故更难发现轻微的自觉症状。中重度脂肪肝有类似慢性肝炎的表现，可有食欲不振、疲倦乏力、腹胀、嗳气、恶心、呕吐、体重减轻、肝区或右上腹胀满隐痛等感觉。少数病人可出现脾大、蜘蛛痣和肝掌。

26.1.4 临床诊断

（1）中医诊断

肝郁气滞：肝区胀痛、胸闷不舒、倦怠乏力、胃口欠佳，善叹息、恶心、口苦，遇情绪不舒畅则症状加重，肝脏肿大或不肿，舌质暗红、苔薄白腻。

痰湿阻遏：形体肥胖，胸胁闷胀，肝区胀闷不适，眩晕头重，肢体沉重，乏力腹胀，纳呆口黏，间有恶心欲吐，舌苔滑腻，脉弦滑。

肝胆湿热：胁肋胀痛或灼热疼痛，常因饮食油腻而诱发加重，口苦口黏，脾气暴躁，小便黄赤，大便不爽，舌苔厚腻。

气滞血瘀：胁肋疼痛或有包块，心胸刺痛，面色黧黑，皮下瘀点，舌下静脉曲张，舌尖边有瘀点或瘀斑，脉沉涩。

肝肾阳虚：肥胖乏力，肝区满闷，腰酸腿软，阳痿，阴寒，舌淡，苔白，脉沉细。

（2）西医诊断

1）无饮酒史或饮酒折合乙醇量男性每周140g，女性70g；

2）排除病毒性肝炎、药物性肝病、全胃肠外营养、肝豆状核变性等可导致脂肪肝的特定疾病。

3）除原发疾病临床表现外，有乏力、消化不良、肝区隐痛、肝脾肿大等非特异性症状及体征。

4）可有超重、内脏性肥胖、空腹血糖增高、血脂紊乱、高血压等代谢综合征。

5）血清转氨酶和谷氨酰转肽酶水平可由轻至中度增高（小于5倍正常值上限），通常以丙氨酸氨基转移酶升高为主。

6）肝脏影像学表现符合弥漫性脂肪肝的影像学诊断标准。

7）肝活检组织学改变符合脂肪性肝病的病理学诊断标准。

凡具备上述第1～5项和第6或第7项中任何一项者即可诊断为脂肪肝。

26.2　穴位埋线在脂肪肝中的应用

选取穴位　曲池、期门、丰隆、肝俞、胆俞

随证加减　肝郁气滞加太冲；痰湿阻遏加阴陵泉、足三里；肝胆湿热加阳陵泉、阴陵泉；气滞血瘀加血海、三阴交；肝肾阳虚加肾俞、命门。

操作规程　取6～8个穴位，用龙胆紫溶液做标记，穴位常规消毒，将所选的1～2cm长的0000号羊肠线装入所9号一次医用性埋线针中，以针芯推动肠线，斜刺进针快速刺入穴位，上下提插得气后，缓缓边推针芯边退针管，把羊肠线留置穴位内。出针后，挤压针孔出血，待血流停止或血流颜色改变，再用碘伏消毒后，外敷创可贴。

操作间隔　10～15天1次，3次1个疗程，治疗3个疗程。

主治　脂肪肝。

26.3　注意事项

1）穴位埋线技术治疗原发性高脂血症有一定的疗效。配合耳穴压丸法效果更佳，在取得疗效后应继续治疗1～2个疗程，以巩固疗效。

2）指导患者改变不良的饮食和生活习惯。食物宜清淡，少食肥甘厚腻及煎炸之品；用餐须细嚼慢咽；限定食量，少吃零食。

3）忌过度安逸，坚持适度的体力劳动和体育运动；避免情绪紧张、过度兴奋。

27 慢性胆囊炎

27.1 慢性胆囊炎概述

27.1.1 概念

慢性胆囊炎是胆道感染中的一类疾病，由急性或亚急性胆囊炎反复发作，或长期存在的胆囊结石所致胆囊功能异常，分为结石性慢性胆囊炎与非结石性慢性胆囊炎。临床表现无特异性，常见的是右上腹部或心窝部隐痛，食后饱胀不适，嗳气，进食油腻食物后可有恶心，偶有呕吐。

本病属于中医学"胁痛"、"胆胀"范畴。

27.1.2 病因病机

（1）中医病因病机

主要要责之于肝胆，尚与脾、胃的病变有关。由情志抑郁、饮食不调，久病体虚，劳欲过度，跌仆损伤，外邪内侵等原因，导致肝气郁结、湿热内蕴、精亏血虚，使肝胆经脉瘀滞不通，或肝胆经脉失养而成。

（2）西医病因病机

慢性结石性胆囊炎由于结缔组织增生和组织水肿使胆囊壁增厚，全层间有淋巴细胞浸润，胆囊内含黏液性物，可见沉淀物，胆沙或结石；重者肌层为纤维组织所代替，胆囊壁瘢痕化，胆囊管被纤维性肿块梗阻。

无结石性胆囊炎是由于胆囊功能异常，排空功能障碍或致病细菌自血循环传播而引起。胆囊管梗阻，致病细菌入侵、创伤、化学刺激都能导致急性胆囊炎；急性的反复多次发作，将导致慢性胆囊炎，炎症反复发作，轻者在胆囊壁有炎性细胞浸润或纤维组织增生，重者瘢痕形成，胆囊萎缩，正常结构破坏，并与肝脏紧密粘连，完全失去了浓缩和排出胆汁的功能。

此外饮食、情绪等亦可诱发慢性胆囊炎或加重病情。

27.1.3 临床表现

慢性胆囊炎无特异的症状和体征，大多数病人有胆绞痛病史，而后有厌食油腻、餐后上腹腹胀、嗳气等消化症状，也会出现有上腹部和肩背部隐痛。

27.1.4　临床诊断

(1) 中医诊断

肝气郁结：上腹剑突下胀痛，以胀满为主，可牵扯右上腹或右肩背，疼痛每因情志变化而增减，胸闷，喜叹息，得嗳气或矢气则舒，纳呆食少，脘腹胀满，苔薄白，脉弦。

湿热蕴结：上腹剑突下或右上腹胀满隐痛，久久不愈，每因饮食不慎加重，拒按，口干苦，胸闷，纳呆，厌食油腻，恶心呕吐，小便黄赤，或有黄疸，舌苔黄腻，脉弦滑而数。

瘀血阻络：上腹剑突下或右上腹刺痛无休，压之明显，固定不移，入夜尤甚，有时可及肿大胆囊，舌质紫暗，脉沉涩。

肝阴不足：上腹剑突下或右上腹隐痛，绵绵不已，程度轻微而喜按，可牵扯或右肩背，每因劳累或郁怒诱发或加重，咽干口燥，头晕目眩，两目干涩，舌红、少苔，脉弦细或细数。

(2) 西医诊断

多见于女性肥胖者，好发于 30 ~ 50 岁。病史较长，常呈慢性迁延性发生，有慢性胆囊炎症状。

血常规检查：白细胞总数增高。

体格检查：右上腹有压痛，胆囊区触痛明显，甚或触及肿大之胆囊。

腹部 X 线：可显示结石，膨大的胆囊，胆囊钙化和胆囊乳状不透明阴影等。胆囊造影可见胆囊显影淡或不显影，胆囊缩小或变形，脂餐后胆囊收缩或排空功能不良。

超声检查：胆囊壁增厚，胆囊缩小或变形，胆囊结石等。

27.2　穴位埋线在慢性胆囊炎中的应用

选取穴位　期门、支沟、胆俞、阳陵泉。

随证加减　肝气郁结加肝俞、太冲；湿热蕴结加大椎、阴陵泉；瘀血阻络血海、膈俞；肝阴不足加肝俞、三阴交。

操作规程　取 6 ~ 8 个穴位，用龙胆紫溶液做标记，穴位常规消毒，将所选的 1 ~ 2cm 长的 00 号羊肠线装入所 12 号一次医用性埋线针中，以针芯推动肠线，斜刺进针快速刺入穴位，上下提插得气后，缓缓边推针芯边退针管，把羊肠线留置穴位内。出针后，挤压针孔出血，待血流停止或血流颜色改变，再用碘伏消毒后，外敷创可贴。

操作间隔　20～30天1次，3次为1个疗程。

主治　慢性胆囊炎。

27.3　注意事项

1）穴位埋线技术治疗慢性胆囊炎有一定的疗效。配合耳穴压丸法效果更佳，在取得疗效后应继续治疗1～2个疗程，以巩固疗效。

2）指导患者改变不良的饮食和生活习惯。饮食宜清淡为主，忌食过于肥甘厚腻，辛辣刺激之品。

3）患者避免情志刺激，宜心情舒畅；避免过度劳累，注意休息。

4）坚持适度的体力劳动和体育运动。

28 腰椎间盘突出症

28.1 腰椎间盘突出症概述

28.1.1 概念

腰椎间盘突出症是由于某些因素，主要是劳损引起的脊柱内外平衡失调而造成纤维环的破裂，髓核组织突出后压迫和刺激脊神经根或马尾神经引起的一系列症状和体征，是临床上常见病、多发病之一。简称"腰突症"，又称"腰椎间盘纤维环破裂症"。多发于青壮年，男性多于女性。以腰 4~5、腰 5~骶 1 发病率最高，约占 95%。

本病属于中医学"腰痛"、"腰腿痛"的范畴。

28.1.2 病因病机

(1) 中医病因病机

中医认为腰腿痛（腰椎间盘突出）的主要病因病机是：肾气虚伤，风寒湿邪乘虚而入，结于筋脉肌骨之间，加之伤劳过度，扭闪挫跌，复致筋脉受损瘀阻经络，不通为痛，故见腰痛如折，转摇不能，腰腿酸麻拘急，往往迁延难愈。因此，外伤及风寒湿邪是导致腰椎间盘突出症的外因，肾虚是腰椎间盘突出症的内因。

(2) 西医病因病机

腰椎间盘突出症的西医病因病机主要有以下几点：

腰椎间盘的退行性改变：髓核的退变主要表现为含水量的降低，并可因失水引起推节失稳、松动等小范围的病理改变；纤维环的退变主要表现为坚韧程度的降低。

外力的作用：长期反复的外力造成的轻微损害，日积月累地作用于腰椎间盘，加重了退变的程度。

椎间盘自身解剖因素的弱点：椎间盘在成人之后逐渐缺乏血液循环，修复能力差。

在上述因素作用的基础上，某种可导致椎间盘所承受压力突然升高的诱发因素，就可能使弹性较差的髓核穿过已变得不太坚韧的纤维环，从而造成髓核突出。

28.1.3 临床表现

腰痛：腰痛是腰椎间盘突出症最早先出现的症状，而且是多见的症状，发生率约91%，疼痛性质一般为钝痛、放射痛或刺痛。

坐骨神经痛：腰椎间盘突出症绝大多数病人发生在 L4/5、L5/S1 间隙，故容易引起坐骨神经痛，发生率达 97%。疼痛多是放射性痛，由臀部、大腿后侧、小腿外侧到跟部或足背部。

腹股沟区或大腿内侧痛：高位的腰椎间盘突出症，突出的椎间盘可压迫 L1、L2 和 L3 神经根，出现相应的神经根支配的腹股沟区疼痛或大腿内侧疼痛。

马尾神经综合征：向正后方突出的髓核、游离的椎间盘组织可压迫马尾神经出现大小便障碍、鞍区感觉异常。多表现为急性尿光潴留和排便不能自控。

尾骨疼痛：腰椎间盘突出症的临床症状可出现尾骨疼痛。原因是突出的椎间盘组织移入骶管刺激腰骶神经丛。

感觉障碍：起初多表现为皮肤感觉过敏，渐而出现麻木、刺痛及感觉减退。但如果马尾神经受累，则感觉障碍范围较广泛。

肌力下降：出现肌力下降，腰 5 神经根受累时，踝及趾背伸力下降，骶 1 神经根受累时，趾及足跖屈力下降。

28.1.4 临床诊断

（1）中医诊断

气滞血瘀证：近期腰部有外伤史，腰腿痛剧烈，痛有定处，刺痛，腰部僵硬，俯仰活动艰难，痛处拒按，舌质暗紫，或有瘀斑，舌苔薄白或薄黄，脉沉涩或脉弦。

寒湿阻络证：腰腿部冷痛重着，转侧不利，痛有定处，虽静卧亦不减或反而加重，日轻夜重，遇寒痛增，得热则减，舌质胖淡，苔白腻，脉弦紧，弦缓或沉紧。

肝肾亏虚证：腰腿痛缠绵日久，反复发作，乏力，不耐劳，劳则加重，卧则减轻，舌红少津或胖淡，脉弦细而数或沉细无力。

（2）西医诊断

具备腰椎间盘突出的腰部疼痛，一侧下肢或双下肢麻木、疼痛等一系列临床症状。

腰椎间盘突出症的体征包括一般体征和特殊体征：

一般体征：腰椎侧凸，是一种为减轻疼痛的姿势性代偿畸形；腰部活动受限；压痛、叩痛及骶棘肌痉挛压痛及叩痛的部位基本上与病变的椎间隙一致。

特殊体征：直腿抬高试验及加强试验，抬高在 60°以内即可出现坐骨神经痛，称为直腿抬高试验阳性。在阳性病人中，缓慢降低患肢高度，待放射痛消失，这时再被动屈曲患侧踝关节，再次诱发放射痛称为加强试验阳性。股神经牵拉试验，患者取俯卧位，患肢膝关节完全伸直。检查者将伸直的下肢高抬，使髋关节处于过伸位，当过伸到一定程度出现大腿前方股神经分布区域疼痛时，则为阳性。还有屈颈试验阳性，仰卧挺腹试验阳性。

CT 检查：直接征象为向椎管内呈丘状突起的椎间盘阴影，或为软组织肿块影，硬膜囊受压变形或移位。继发征象如黄韧带肥厚，椎体后缘骨质增生，小关节增生，侧隐窝狭窄椎板增厚，中央椎管狭窄等。

MRI 检查：对诊断椎间盘突出有重要意义。通过不同层面的矢状像及所累及椎间盘，可以观察病变椎间盘突出形态及其与脊髓关系。

28.2　穴位埋线在腰椎间盘突出症中的应用

选取穴位　大肠俞、腰夹脊、环跳、阳陵泉、悬钟。

随证加减　寒湿阻络加腰阳关；气滞血瘀加膈俞、血海；肝肾亏虚加肾俞、命门、志室。

操作规程　取 6 ~ 8 个穴位，用龙胆紫溶液做标记，穴位常规消毒，取 2% 的利多卡因注射液 5ml，0.1mg 地塞米松注射液 1ml，每穴注射药物 1 ~ 2ml，药物注射完后，将所选 1 ~ 2cm 长的 00 羊肠线装入所一次性埋线针中，快速刺入皮下进入穴位，提插得气后，边推针芯边退针管，使羊肠线埋入，外敷创可贴。

操作间隔　20 ~ 30 天 1 次，3 次为 1 个疗程。

主治　腰椎间盘突出症。

28.3　注意事项

1）穴位埋线技术主要用于腰椎间盘突出症的后期治疗，以巩固增强其他针灸疗法的效果。

2）为加强腰部力量以促进康复，患者可以配合做燕飞、拱桥等锻炼。

3）对于椎间盘突出引起的腰痛可配合推拿、牵引等疗法。

4）平时应注意保暖，劳动时注意正确姿势；常用两手掌根部揉按腰部，早、晚各 1 次，可减轻和防止腰痛。

5）急性期患者应注意睡硬板床休息，在急性期之后，鼓励患者进行步行等锻炼，防止长时间卧床所致肌肉萎缩。

29 荨麻疹

29.1 荨麻疹概述

29.1.1 概念

荨麻疹是由多种病因引起的皮肤、黏膜小血管扩张及渗透性增强而出现的一种局限性、一过性水肿反应，以皮肤突起风团、剧痒为主要特征。本病为常见多发性皮肤病，约有15%～20%的人一生中至少发作过一次荨麻疹。又称"风疹"，俗称"风疙瘩"。一年四季均可发生，尤以春季为发病高峰。

临床根据病程长短，一般把起病急、病程在3个月以内者称为"急性荨麻疹"；风团反复发作、病程超过3个月以上者称为"慢性荨麻疹"。

本病属于中医学"瘾疹"的范畴。

29.1.2 病因病机

（1）中医病因病机

中医学认为，本病的发生内因禀赋不足，外因风邪为患。急性荨麻疹由于卫表不固，感受风寒或风热之邪，客于肌肤，致使营卫不和；或因饮食不节，致肠胃湿热，郁于皮肤腠理而发。慢性荨麻疹多由情志不遂，肝郁不舒，郁久化火，耗伤阴血；或脾气虚弱，湿热虫积；或冲任失调，经血过多；或久病耗伤气血等，致营血不足，生风生燥，肌肤失养而成。

（2）西医病因病机

荨麻疹的发病机制目前尚未完全阐明，一般认为本病具有某种敏感体质，在一些因素作用下产生变态反应和非变态反应。

饮食：食物以鱼、虾、蟹、蛋类最常见。其次某种香料调味品亦可引起。

药物：青霉素、磺胺类、呋喃唑酮、血清疫苗等。

感染：包括病毒（如上感病毒、肝炎病毒）、细菌（如金黄色葡萄球菌）、真菌和寄生虫（如蛔虫等）。

生物因素：动物及植物因素，如昆虫叮咬或吸入花粉、羽毛、皮屑等。

以上各种过敏原刺激人体，使人体产生特异抗体–免疫球蛋白E（IgE），IgE抗体附着在体内的肥大细胞上或嗜碱性粒细胞上，当再次受到这种过敏原时，

IgE 抗体就和食物中的过敏原相结合，从而使肥大细胞和嗜碱性粒细胞释放组胺，组胺又作用于血管，使之扩张和通透性增加，因而大量蛋白质和液体外渗到皮肤组织中，于是产生荨麻疹。

物理因素如冷热、日光、摩擦和精神因素等都可引起自主神经系统的胆碱能性神经末梢释放乙酰胆碱，乙酰胆碱可直接引起血管扩张，也可促使组织胺释放，引发荨麻疹。

此外，胃肠疾病、代谢障碍、内分泌障碍亦可引起荨麻疹。

29.1.3　临床表现

急性荨麻疹发病急骤，皮肤突然出现形状不一、大小不等的风团，融合成片或孤立散在，呈淡红色或白色，边界清楚，周围有红晕，瘙痒不止。数小时内水肿减轻，变为红斑而渐消失，但伴随播抓新的风团会陆续发生，此伏彼起，一日之内可发作数次。一般在 2 周内停止发作。

慢性荨麻疹一般无明显全身症状，风团时多时少，有的可有规律，如晨起或晚间加重，有的则无规律性。病情缠绵，反复发作，常多年不愈。

荨麻疹发生部位可局限于身体某部，也可泛发于全身。如果发生于胃肠，可见恶心，呕吐，腹痛，腹泻等；喉头黏膜受侵则胸闷，气喘，呼吸困难，严重者可引起窒息而危及生命。

29.1.4　临床诊断

（1）中医诊断

风热犯表：风团色红，灼热剧痒，遇热加重，发热，咽喉肿痛，苔薄黄，脉浮数。

风寒束表：风团色白，遇风寒加重，得暖则减，恶寒，舌淡、苔薄白，脉浮紧。

血虚风燥：风疹反复发作，迁延日久，午后或夜间加剧，心烦少寐，口干，手足心热，舌红、少苔，脉细数无力。

肠胃实热：风团色红，成块成片，脘腹疼痛，恶心呕吐，便秘或泄泻，苔黄腻，脉滑数。

（2）西医诊断

皮肤突发瘙痒；不规则风团呈鲜红色或苍白色或绕有红晕，一般在 24 小时内消退，消退后不留鳞屑和色素沉着；排除了丘疹性荨麻疹或多形性红斑；或伴有恶心、呕吐、腹痛、腹泻累及消化系统表现；或伴发支气管哮喘、喉头水肿等呼吸系统表现；病程可呈慢性经过，反复发作。

血常规检查：有嗜酸粒细胞增加，白细胞如果增高显示急性感染等因素引起。

皮肤划痕症阳性：以钝器在皮肤上划痕后，局部出现与划痕一致的风团，即皮肤划痕试验阳性。

胃镜检查：对伴有胃肠道症状的荨麻疹可进行。

皮肤过敏原试验：可查到阳性结果，有一定的局限性，仅供参考。

29.2　穴位埋线在荨麻疹中的应用

选取穴位　曲池、血海、三阴交、膈俞。

随证加减　风热犯表加大椎、风门；风寒束表加风门、肺俞；血虚风燥加风门、脾俞、足三里；肠胃实热，加内关、支沟、足三里。

操作规程　取 6～8 个穴位，用龙胆紫溶液做标记，穴位常规消毒，取 2% 的利多卡因注射液 5ml，0.1mg 地塞米松注射液 1ml，甲钴胺注射液 1ml，用生理盐水稀释至 10ml，将其注射到穴位中，然后将所选的 00 号羊肠线置入 12 号一次性埋线针中，快速进针入皮下，再缓慢将其埋入一定深度，出针后，挤压针孔出血，待血流停止或血流颜色改变，再用碘伏消毒后，外敷创可贴。

操作间隔　20～30 天 1 次，3 次为 1 个疗程。

主治　慢性荨麻疹。

29.3　注意事项

1）穴位埋线技术治疗慢性荨麻疹症有较好的疗效。配合刺血疗法、耳穴压丸法效果更佳，在取得疗效后应继续治疗 1～2 个疗程，以巩固疗效。

2）对慢性荨麻疹应查明原因，针对慢性感染灶、肠道寄生虫、内分泌失调等原因给予相应治疗。若出现胸闷、呼吸困难等，应采取综合治疗。

3）在治疗期间应避免接触过敏性物品及药物。忌食鱼腥、虾蟹、酒类、咖啡、葱蒜辛辣等刺激性饮食，保持大便通畅。

30 湿疹

30.1 湿疹概述

30.1.1 概念

湿疹是由多种复杂的内、外因素引起的一种具有多形性皮损和易有渗出倾向的皮肤炎症性反应，是以肌肤瘙痒、糜烂、红疹为特征的常见皮肤病，全身均可出现，病情易反复，可迁延多年不愈。

中医称为"湿毒疮"或"湿气疮"。在古代文献中常以发病部位和临床特点，命以不同病名。如湿淫遍体，滋渗水液的称为"浸淫疮"，以丘疹为主称为"血风疮"或"粟疮"；发于耳部的称为"旋耳疮"，发于阴囊的称为"肾囊风"，婴儿发于面部的称为"奶癣"等。

30.1.2 病因病机

（1）中医病因病机

中医学认为，本病是因禀赋不足，风湿热邪客于肌肤而成。湿邪是主要病因，涉及脏腑主要在脾。

外邪袭表，腠理素虚，加之经常涉水浸湿，湿性黏滞聚于肌腠，影响卫气宣发，营卫失和，血行不畅，外卫不固，易受风热之邪入侵，湿与风、热三邪互相搏结，充于肌腠，浸淫肌肤，发为湿疹；素体阳盛，嗜食炙膊厚味、酒、烟、浓茶、辛辣之品，脾胃受伐，运化失常，水湿内停，郁久化热，湿热互结壅于肌肤，影响气血运行，而发湿疹；因七情过度，致心火炽盛，内扰心营，暗耗心血，血虚风盛，交织于肌肤，致肌腠失荣，疮疹叠起；脾胃素虚，或因饮食失节，戕伤脾胃，致脾失健运，津液不布，水湿蓄积，停滞于内，浸淫肌肤，而发湿疹。

（2）西医病因病机

本病病因复杂多难以确定，目前多认为是过敏性、炎症性皮肤病，属迟发型变态反应。病原可以是吸入物质、摄入的食物、病灶感染、内分泌及代谢障碍；外界因素如寒冷、湿热、油漆、毛织品等刺激均可导致发病。

急性期，表皮海绵水肿，棘层内及角层下水疱，可见淋巴细胞及中性粒细胞。真皮浅层小血管扩张、血管周围轻度以淋巴细胞为主的炎性细胞浸润。亚急性、慢性期表皮增厚，有角化不全、角化过度、轻度海绵水肿。慢性期表皮突显著延长。真皮浅层小血管周围轻度以淋巴细胞为主的炎性细胞浸润，毛细血管数目增多，内皮细胞肿胀和增生。

30.1.3 临床表现

皮疹呈多形性损害，如丘疹、疱疹、糜烂、渗出、结痂、鳞屑、肥厚、苔藓样变、皮肤色素沉着等，皮疹可发生在任何部位，但以外露部位及屈侧为多见；皮疹往往对称性分布、自觉瘙痒剧烈、常见特定部位的湿疹有耳湿疹、手足湿疹、乳房湿疹、肛门外生殖器湿疹、小腿湿疹等，病程较长，可迁延数月或数年。

根据湿疹症状和发病缓急可分为急性、亚急性和慢性三期。急性湿疹起病较快，初起为密集的点状红斑及粟粒大小的丘疹和疱疹，很快变成小水疱，破溃后形成点状糜烂面，瘙痒难忍，并可合并感染，形成脓疱，脓液渗出；亚急性湿疹为急性湿疹迁延而来，见有小丘疹，并有疱疹和水疱，轻度糜烂，剧烈瘙痒；急性、亚急性反复发作不愈，则变为慢性湿疹，也可能发病时就为慢性湿疹，瘙痒呈阵发性，遇热或入睡时瘙痒加剧，皮肤粗糙、增厚，触之较硬，苔藓样变，色素沉着，有抓痕，间有糜烂、渗出、血痂、鳞屑。

30.1.4 临床诊断

（1）中医诊断

湿热浸淫：发病急，可泛发全身各部，初起皮损潮红灼热、肿胀，继而粟疹成片或水疱密集，渗液流津，瘙痒不休，伴身热、心烦、口渴、大便干、小便短赤，舌红、苔黄腻，脉滑数。

脾虚湿蕴：发病较缓，皮损潮红，瘙痒，抓后糜烂，可见鳞屑，伴纳少神疲、腹胀便溏，舌淡白胖嫩、边有齿痕，苔白腻，脉濡缓。

血虚风燥：病情反复发作，病程较长，皮损色黯或色素沉着，粗糙肥厚，呈苔藓样变，剧痒，皮损表面有抓痕、血痂和脱屑，伴头昏乏力、腰酸肢软、口干不欲饮，舌淡、苔白，脉弦细。

（2）西医诊断

主要根据病史及临床表现特点，较容易诊断。急性湿疹皮疹表现为多形性、对称分布，倾向渗出；慢性型皮损呈苔藓样变；亚急性损害介于上述两者之间。

慢性湿疹需同神经性皮炎鉴别，神经性皮炎先有瘙痒后发皮疹，苔藓样变明显，皮损干燥、一般无渗出、无色素沉着；好发于颈项、骶部及四肢伸侧；可耐受多种药物及理化等刺激。

30.2 穴位埋线在荨麻疹中的应用

选取穴位 曲池、足三里、三阴交、阴陵泉、肺俞。

随证加减 湿热浸淫加脾俞、水道、肺俞；脾虚湿蕴加太白、脾俞、胃俞；血虚风燥加膈俞、肝俞、血海。

操作规程 取6～8个穴位，用龙胆紫溶液做标记，穴位常规消毒，取2%的利多卡因注射液5ml，0.1mg地塞米松注射液1ml，甲钴胺注射液1ml，用生理盐水稀释至10ml，将其注射到穴位中，然后将所选的00号羊肠线置入12号一次性埋线针中，快速进针入皮下，上下提插得气后，缓缓边推针芯边退针管，将羊肠线埋入一定深度，出针后，挤压针孔出血，待血流停止或血流颜色改变，再用碘伏消毒后，外敷创可贴。

操作间隔 20～30天1次，3次1个疗程。

主治 亚急性、慢性湿疹。

30.3 注意事项

1）穴位埋线技术治疗湿疹效果明显，可以提高机体免疫反应的能力，是治疗本病的有效方法。配合刺血疗法、耳穴压丸法效果更佳，在取得疗效后应继续治疗1～2个疗程，以巩固疗效。

2）患处应避免搔抓，忌用热水烫洗或用肥皂等刺激物洗涤，忌用不适当的外用药。

3）避免外界刺激，回避致敏因素。不穿尼龙、化纤内衣和袜子。忌食鱼虾、浓茶、咖啡、酒类等。

4）畅达情志，避免精神紧张，防止过度劳累。

31　寻常痤疮

31.1　寻常痤疮概述

31.1.1　概念

寻常痤疮是一种毛囊与皮脂腺的慢性炎症性皮肤病，主要发生在颜面及胸背等多脂区，常伴有皮脂溢出。本病为一种常见病、多发病，好发于青春期男女，有人统计约有30%～50%的青年都患有不同程度的痤疮，有自限性，青春期后大多痊愈或减轻。

本病属于中医学的"粉刺"、"肺风粉刺"范畴。

31.1.2　病因病机

（1）中医病因病机

中医学认为，人在青春期生机旺盛，由于先天禀赋的原因，使肺经血热郁于肌肤，熏蒸面部而发为疮疹；或冲任不调，肌肤疏泄失畅而致；或恣食膏粱厚味、辛辣之品，使脾胃运化失常，湿热内生，蕴于肠胃，不能下达，上蒸头面、胸背而成。

（2）西医病因病机

一般公认本病的发生是多因素综合作用的结果，由内分泌因素、皮脂及毛囊内微生物引起毛囊周围的炎症有关，也有一定的遗传因素。

皮脂腺的发育受雄激素支配，青春期雄激素的产生增加，使皮脂腺增大，皮脂分泌增多，皮脂通过毛囊口排出到皮肤表面。痤疮患者的毛囊上皮角化异常，上皮细胞不能正常脱落，使毛囊口变小，皮脂不能畅通地排出而淤积在毛囊口，形成粉刺。毛囊内正常寄生有痤疮丙酸杆菌，糠秕孢子菌及表皮葡萄球菌等，当毛囊内发生皮脂淤滞时这些细菌增殖，其中痤疮丙酸杆菌产生的酶能分解皮脂，产生的游离脂肪酸是刺激毛下囊引起炎症反应的重要原因。痤疮丙酸杆菌还产生一些低分子多肽，对中性粒细胞具有趋化作用，后者产生的水解酶使毛囊壁发生渗漏甚至破裂，毛囊内容物进入周围真皮组织，造成了从炎性丘疹到囊肿性损害的一系列临床表现。

31.1.3　临床表现

痤疮主要发生于面部,尤其是前额、双颊部、颏部,其次是胸部、背部及肩部。初起为粉刺,有白头粉刺与黑头粉刺两种,内含角质素及皮脂。白头粉刺亦称封闭性粉刺,为皮色丘疹,钟头大小,毛囊开口下明显,不易挤出脂栓。黑头粉刺亦称开放性粉刺,丘疹中央为明显扩大的毛孔,脂栓阻塞于毛囊口,表面呈黑色系皮脂氧化及黑素所致,较易挤出黄白色脂栓。可继续发展为炎性丘疹、脓丘疹或脓疱、结节及囊肿等。炎性丘疹一般为米粒至绿豆大小,有的因炎症较重或人为的抠剥,继发化脓感染,中心有脓头成为脓丘疹或脓疱。结节呈紫红或暗红色,可高出皮面呈半球形,亦可较深在而仅能扪及,以后可逐渐吸收。囊肿呈正常皮色或暗红色,呈半球形高出皮面,触之有波动感。结节性痤疮及囊肿性痤疮多见于男性,不易消退。当继发细菌感染时皮损红肿显著,有明显压痛。愈后遗留萎缩性或增生性的瘢痕。

此外,还有一种特殊类型的痤疮,称为聚合性痤疮,多见于中青年男性,好发于后背、臀部及面颊部。起病缓慢,初起有粉刺、丘疹、脓疱及囊肿等,继之皮损逐渐融合,成为以囊肿为主,囊肿成长梭形或大片状不规则形,触之柔软有波动感,破溃后成为窦道或瘘管,它们在皮下彼此相通,在皮肤上则成为萎缩或增生性的瘢痕。

31.1.4　临床诊断

(1) 中医诊断

肺经风热:丘疹多发于颜面、胸背上部,色红,或有痒痛,舌红苔薄黄,脉浮数。

湿热蕴结:丘疹红肿疼痛,或有脓疱,伴口臭、便秘、尿黄,舌红苔黄腻,脉滑数。

痰湿凝滞:丘疹以脓疱、结节、囊肿、瘢痕等多种损害为主,伴有纳呆、便溏,舌淡苔腻,脉滑。

冲任失调:女性患者经期皮疹增多或加重,经后减轻,伴有月经不调、易激动,舌红苔薄黄,脉细弦。

(2) 西医诊断

常对称发于面部、上胸、背部等处以粉刺、丘疹、脓疱、囊肿、结节等皮损为主要症状,以上诸种皮损可数种同时存在,亦能互相转化。多数病者伴有皮脂溢出,多数病者无自觉症状。若炎症明显时可引起疼痛及触痛。并发有瘢痕、秃发等。

辅助检查：粉刺组织病理学检查为皮脂、角化细胞、角化不全细胞及微生物；一般无需血液检查，个别患者皮损并发感染时可有白细胞计数升高。

31.2　穴位埋线在寻常痤疮中的应用

选取穴位　阳白、颧髎、大椎、曲池、肺俞。

随证加减　肺经风热加尺泽、风门；湿热蕴结加足三里、三阴交、阴陵泉；痰湿凝滞加脾俞、丰隆、三阴；冲任不调加血海、膈俞、三阴交。

操作规程　取 6～8 个穴位，用龙胆紫溶液做标记，穴位常规消毒，取 2% 的利多卡因注射液 5ml，0.1mg 地塞米松注射液 1ml，甲钴胺注射液 1ml，用生理盐水稀释至 10ml，将其注射到穴位中，然后将所选的 00 号羊肠线置入 12 号一次性埋线针中，快速进针入皮下，上下提插得气后，缓缓边推针芯边退针管，将羊肠线埋入一定深度，出针后，挤压针孔出血，待血流停止或血流颜色改变，再用碘伏消毒后，外敷创可贴。

操作间隔　20～30 天 1 次，3 次 1 个疗程。

主治　痤疮。

31.3　注意事项

1）穴位埋线技术治疗湿疹效果明显，可以提高机体免疫反应的能力，是治疗本病的有效方法。配合刺血疗法、耳穴压丸法效果更佳，在取得疗效后应继续治疗 1～2 个疗程，以巩固疗效。

2）本病以脂溢性为多，治疗期间禁用化妆品及外擦膏剂。宜用硫黄肥皂温水洗面，以减少油脂附着面部，堵塞毛孔。

3）严禁用手挤压丘疹，以免引起继发感染，遗留瘢痕。

4）忌食辛辣、油腻及糖类食品，多食新鲜蔬菜及水果，保持大便通畅。

5）畅达情志，避免精神紧张，防止过度劳累。

32　神经性皮炎

32.1　神经性皮炎概述

32.1.1　概念

神经性皮炎又称慢性单纯性苔藓，是一种以皮肤肥厚、皮沟加深、苔藓样改变和阵发性剧烈瘙痒为特征的慢性炎症、皮肤神经功能障碍性疾病。根据皮损范围大小，临床分为局限性神经性皮炎和播散性神经性皮炎两种。

本病属于中医学"牛皮癣"、"摄领疮"、"顽癣"范畴。

32.1.2　病因病机

（1）中医病因病机

病因多由情志内伤，风邪侵扰，营血失和，气血凝滞而成。初起多由风湿热邪阻滞肌肤或硬领等机械刺激而引起；病久耗伤阴液，营血不足，血虚生燥，皮肤失濡养而成，或血虚肝旺，情绪不宁，过度紧张，抑郁烦恼者，极易发病，且多复发。

（2）西医病因病机

神经性皮炎的发病机理目前尚不明了，可能与自主神经系统功能障碍、大脑皮层兴奋和抑制过程平衡失调有关。引起神经性皮炎的原因主要有以下几点：

精神因素：目前认为是发生本病的主要诱因，情绪波动、精神过度紧张、焦虑不安、生活环境突然变化等均可使病情加重和反复。

胃肠道功能障碍、内分泌系统功能异常、体内慢性病灶感染而致敏，也可能成为致病因素。

局部刺激：如衣领过硬而引起的摩擦、化学物质刺激、昆虫叮咬、日光照射、搔抓等，均可诱发本病的发生。

32.1.3　临床表现

本病多见于成年人，好发于项后两侧、肘膝关节，但亦可发于眼周和尾骶等处。皮损初起为正常皮色或淡红色扁平丘疹，呈圆形或多角形，密集成片，边缘清楚。日久局部皮肤增厚、干燥粗糙、纹理加深，形成苔藓样变，表面有少许鳞屑。自觉阵发性剧烈瘙痒，尤以夜间及安静时为重。患者多见情绪紧张或失眠等症。

32.1.4　临床诊断

（1）中医诊断

血虚风燥：丘疹融合，成片成块，表面干燥，色淡或灰白，皮纹加深，上覆鳞屑，剧烈瘙痒，夜间尤甚，女性或兼有月经不调，舌淡、苔薄，脉濡细。

阴虚血燥：皮损日久不退，呈淡红或灰白色，局部干燥肥厚，甚则泛发全身，剧烈瘙痒，夜间尤甚，舌红、少苔，脉弦数。

肝郁化火：皮损色红，心烦易怒或精神抑郁，失眠多梦，眩晕，口苦咽干，舌红、脉弦数。

风热蕴阻：皮疹呈淡褐色，皮损成片，粗糙肥厚，阵发性剧痒，夜间尤甚，舌苔薄黄，脉浮数。

（2）西医诊断

主要根据病史及临床表现特点，先有瘙痒后发皮疹，苔藓样变明显，皮损干燥、一般无渗出、无色素沉着；好发于颈项、骶部及四肢伸侧；可耐受多种药物及理化等刺激，较容易诊断。

组织病理检查示表皮角化过度，棘层肥厚，表皮突延长，可伴有轻度海绵形成。真皮部毛细血管增生，血管周围有淋巴细胞浸润。或可见真皮纤维母细胞增生，呈纤维化。

慢性湿疹需同神经性皮炎鉴别，参见本书湿疹篇。

32.2　穴位埋线在神经性皮炎中的应用

选取穴位　风池、大椎、曲池、委中、膈俞。

随证加减　血虚风燥加脾俞、血海；阴虚血燥加三阴交、血海；肝郁化火加肝俞、侠溪；风热蕴阻加外关。

操作规程　取6~8个穴位，用龙胆紫溶液做标记，穴位常规消毒，取2%的利多卡因注射液5ml，0.1mg地塞米松注射液1ml，甲钴胺注射液1ml，用生理盐水稀释至10ml，将其注射到穴位中，然后将所选的00号羊肠线置入12号一次性埋线针中，快速进针入皮下，上下提插得气后，缓缓边推针芯边退针管，将羊肠线埋入一定深度，出针后，挤压针孔出血，待血流停止或血流颜色改变，再用碘伏消毒后，外敷创可贴。

操作间隔　20~30天1次，3次1个疗程。

主治　神经性皮炎。

32.3　注意事项

1）穴位埋线技术治疗神经性皮炎效果明显，如果配合刺血疗法、耳穴压丸法效果更佳，在取得疗效后应继续治疗 1~2 个疗程，以巩固疗效。

2）忌食辛辣刺激、油腻及糖类食品，多食新鲜蔬菜及水果，保持大便通畅。

3）患者应保持精神安定，皮损处避免搔抓，忌用热水洗烫和用刺激性药物外搽。

33　梅尼埃病

33.1　梅尼埃病概述

33.1.1　概念

梅尼埃病是指内耳内淋巴腔的积水膨胀，高压及由此而产生的其他病变的一组症候群。其以发作性眩晕，伴恶心、呕吐、耳鸣及渐进性听力减退为特征。本病多见于中年人，男性略多于女性。属中医学"眩晕"范畴。

33.1.2　病因病机

（1）中医病因病机

中医认为本病之本属虚，病标属实，以脾肾之虚，肝阳上亢居多。饮食失节，过食肥甘，脾气虚弱，水湿分布失司，聚湿成痰成饮，痰浊中阻，上犯于头，蒙闭清窍发为本病；忧郁恼怒，可致肝气不调，气郁化火或肾阴虚，肝阳上亢，化火生风，风火上扰，可每因情绪波动而发本病。若它病及肾而肾阳虚，寒水上泛，扰动清窍也可见此病。

（2）西医病因病机

本病确切的病因、病理尚未完全肯定。炎症、过敏、局部血管运动功能紊乱，局部毛细血管壁通透性改变、水盐代谢紊乱、落草酸、核黄素或维生素缺乏、耳咽管阻塞引起迷路内压力改变等，引起自主神经功能紊乱，使交感神经应激性增高，内耳迷路小动脉管痉挛，局部缺氧、毛细血管壁通透性增加，导致迷路微循环障碍、内淋巴产生过多或内淋巴囊吸收障碍，组织缺氧、代谢产物潴留、形成膜迷路积水，出现前庭、基底膜或球囊壁破裂。

33.1.3　临床表现

典型的梅尼埃病有 4 个症状：眩晕、耳聋、耳鸣及耳内闷胀感。

眩晕：多为突然发作的旋转性眩晕。患者常感周围物体围绕自身沿一定的方向旋转，闭目时症状可减轻。常伴恶心、呕吐、面色苍白、出冷汗、血压下降等自主神经反射症状，头部的任何运动都可以使眩晕加重。

耳聋：早期多为低频（125～500Hz）下降的感音神经性聋，可为波动性，发作期听力下降，而间歇期可部分或完全恢复。随着病情发展，听力损失可逐渐加重，逐渐出现高频（2~8kHz）听力下降。本病还可出现一种特殊的听力改变现象——复听现象，即患耳与健耳对同一纯音可听成两个不同的音调和音色的声音，或诉听声时带有尾音。

耳鸣：可能是本病最早的症状，初期可表现为持续性的低调吹风样，晚期可出现多种音调的嘈杂声，如铃声、蝉鸣声、风吹声等等。耳鸣可在眩晕发作前突然出现或加重。间歇期耳鸣消失，久病患者耳鸣可持续存在。少数患者可有双侧耳鸣。

耳闷胀感：眩晕发作期，患耳可出现耳内胀满感、压迫感、沉重感。少数患者诉患耳轻度疼痛，耳痒感。

33.1.4　临床诊断

(1) 中医诊断

痰湿中阻：眩晕欲倒，头重昏蒙或如裹，或视物旋转，胸闷不舒，恶心、呕吐较剧，痰涎多，食少多寐，舌淡苔白腻，脉濡滑。

肝阳上亢：眩晕每于情绪波动、烦劳郁怒而发或加重，耳鸣，头晕胀痛，面红目赤，口苦咽干，胸胁苦满，心烦易怒，少寐多梦，肢麻震颤，舌红苔黄，脉弦或数。

肾精不足：眩晕日久不愈，发作较频繁，发作时耳鸣较重，听力减退明显，多伴有两目干涩，视力减退，精神委靡，腰膝痠软，失眠多梦，健忘，五心烦热，舌红苔少，脉细数。

肾阳虚衰：眩晕时心下悸动，四肢不温，形寒怕冷，腰痛背凉，精神委靡，舌淡、苔白润，脉沉细弱。

(2) 西医诊断

由于无法进行活体内耳组织的病理检查，确切诊断梅尼埃病几乎不可能。目前梅尼埃病的诊断主要依据病史、全面的检查和仔细的鉴别诊断，排除其他可能引起眩晕的疾病后，可作出临床诊断。

我国的梅尼埃病诊断依据为：发作性旋转性眩晕2次或2次以上，每次持续20分钟至数小时。常伴自主神经功能紊乱和平衡障碍。无意识丧失；波动性听力损失，早期多为低频听力损失，随病情进展听力损失逐渐加重。至少1次纯音测听为感音神经性听力损失，可出现听觉重振现象；伴有耳鸣和（或）耳胀满感；排除其他疾病引起的眩晕，如良性阵发性位置性眩晕、迷路炎、前庭神经元炎、药物中毒性眩晕、突发性聋、椎基底动脉供血不足和颅内占位性病变等。

根据听力检查情况，对于梅尼埃病患者进行临床分期：梅尼埃病一期为纯音听阈25分贝；梅尼埃病二期为纯音听阈26～40分贝；梅尼埃病三期为纯音听阈41～70分贝；梅尼埃病四期为纯音听阈大于71分贝。

还可进行前庭功能检查、甘油试验、耳蜗电图检查。

33.2 穴位埋线在梅尼埃病中的应用

选取穴位 下关、外关、阳陵泉、肝俞、胆俞

随证加减 痰湿中阻加丰隆、足三里；肝阳上亢加太冲、三阴交；肾精不足加肾俞、三阴交；肾阳虚衰加肾俞、命门。

操作规程 取6～8个穴位，用龙胆紫溶液做标记，穴位常规消毒，取2%的利多卡因注射液5ml，0.1mg地塞米松注射液1ml，甲钴胺注射液1ml，用生理盐水稀释至10ml，将其注射到穴位中，然后将所选的00号羊肠线置入12号一次性埋线针中，快速进针入皮下，上下提插得气后，缓缓边推针芯边退针管，将羊肠线埋入一定深度，出针后，挤压针孔出血，待血流停止或血流颜色改变，再用碘伏消毒后，外敷创可贴。

操作间隔 20～30天1次，3次1个疗程。

主治 梅尼埃病。

33.3 注意事项

1）穴位埋线技术主要用于梅尼埃病的后期治疗，以巩固增强其他针灸疗法的效果。

2）急性发作时可令患者闭目，安卧（或坐位），作悠缓细匀的呼吸动作，或以手指按压印堂、太阳穴，使头面部经气疏畅，眩晕症状即可减轻。

3）如果伴呕吐者，应防止呕吐物误入气管，引发肺部感染。

4）饮食宜清淡为主，忌食过于肥甘厚腻腻，辛辣刺激之品。

5）患者避免情志刺激，宜心情舒畅；避免过度劳累，注意休息。

34 过敏性鼻炎

34.1 过敏性鼻炎概述

34.1.1 概念

过敏性鼻炎属于变态反应性疾病。又称为鼻敏感，是一种成因很复杂的上呼吸道疾病。发生是由于患病机体对自然界中的某种物质发生过敏反应引起的，临床以突发性鼻痒，喷嚏，流涕清稀量多，鼻塞为主证，以起病急，消失快，常反复发作，病程长为特点。

本病属于中医学"鼻鼽"范畴。

34.1.2 病因病机

(1) 中医病因病机

中医认为本病由于肺气虚弱，卫表不固，复感风寒或风热之邪，犯及鼻窍，邪正相搏，肺气不得通调，津液停聚，上客鼻窍，鼻窍壅塞，遂致此病；或烟尘异味，花粉等刺激，致营卫失和，腠理郁闭，上客鼻窍，致其壅塞而发病；或脾气虚弱；或肾虚摄纳无权。而致卫表不固，肺气不宣，津液停聚，鼻窍壅塞而发病。故鼻鼽的病变在肺，但其病理变化与脾肾有一定关系。

(2) 西医病因病机

变应性鼻炎是一种由基因与环境互相作用而诱发的多因素疾病。变应性鼻炎的危险因素可能存在于所有年龄段。

遗传因素：鼻炎患者具有特应性体质，通常显示出家族聚集性，已有研究发现某些基因与变应性鼻炎相关联。

变应原暴露：它们多来源于动物、植物、昆虫、真菌或职业性物质。其成分是蛋白质或糖蛋白，极少数是多聚糖。变应原主要分为吸入性变应原和食物性变应原。吸入性变应原是变应性鼻炎的主要原因，常见的有螨、花粉、动物皮屑、真菌变应原、蟑螂变应原、食物变应原等诱导特异性免疫球蛋白 E（IgE）抗体，附着于肥大细胞、嗜碱细胞的细胞膜上，使鼻黏膜致敏。当相同的变应原再次进入机体时，变应原即与介质细胞膜表面的 IgE 发生桥连，并激发细胞膜产生一系列生化变化，使之脱颗粒，释放大量生物活性介质，导致鼻黏膜毛细血管扩张，通透性增高，组织水肿，腺体分泌增加，嗜酸性粒细胞聚集，感觉神经末梢敏感性增强，从而产生鼻痒、喷嚏、流清涕、鼻塞、鼻黏膜苍白水肿等症状。

34.1.3 临床表现

变应性鼻炎的典型症状主要是阵发性喷嚏、清水样鼻涕、鼻塞和鼻痒。部分伴有嗅觉减退。

喷嚏：每天数次阵发性发作，每次多于 3 个，多在晨起或者夜晚或接触过敏源后立刻发作。

清涕：大量清水样鼻涕，有时可不自觉从鼻孔滴下。

鼻塞：间歇或持续，单侧或双侧，轻重程度不一。

鼻痒：大多数患者鼻内发痒，花粉症患者可伴眼痒、耳痒和咽痒。

34.1.4 临床诊断

(1) 中医诊断

肺经郁热型：多见于鼻鼽初起或禀质过敏者。患者遇热气或食辛热的食物时，鼻胀塞、酸痒不适，喷嚏频作，鼻流清涕，鼻下甲肿胀，色红或紫暗，或见咳嗽咽痒，口干烦热。脉弦或弦滑，舌质红，苔白。

肺气虚寒：鼻窍奇痒，喷嚏连连，继则流大量清涕，鼻塞不通，嗅觉减退。病者平素恶风怕冷，易感冒，每遇风冷则易发作，反复不愈。全身症见倦怠懒言，气短音低，或有自汗，面色发白。舌质淡红，苔薄白，脉虚弱。

脾气虚弱：鼻塞鼻胀较重，鼻涕清稀或黏白，淋漓而下，嗅觉迟钝，双下鼻甲黏膜肿胀较甚，苍白或灰暗，或呈息肉样变。患病日久，反复发作，平素常感头重头昏，神昏气短，怯寒，四肢困倦，胃纳欠佳，大便或溏。舌质淡或淡胖，舌边或有齿印，苔白，脉濡弱。

肾阳亏虚型：鼻鼽多为长年性，鼻痒不适，喷嚏连连，时间较长，清涕难敛，早晚较甚，鼻甲黏膜苍白水肿。患者平素颇畏风冷，甚则枕后、颈项、肩背亦觉寒冷，四肢不温，面色淡白，精神不振。或见腰膝酸软，遗精早泄，小便清长，夜尿多。舌质淡，脉沉细弱。

(2) 西医诊断

临床症状喷嚏、清水样涕、鼻塞、鼻痒等症状出现 2 项及 2 项以上，每天症状持续或累计在 1 小时以上。可伴有眼痒、结膜充血等眼部症状。

体征常见鼻黏膜苍白、水肿或有息肉、总鼻道及鼻底可见水样分泌物。

变应原皮肤点刺试验阳性，和（或）血清特异性 IgE 阳性，必要时可行鼻激发试验。

鼻分泌物检查含多数嗜酸性细胞。

34.2　穴位埋线在过敏性鼻炎中的应用

选取穴位　迎香、印堂、上星、天柱、风池、肺俞、血海

随证加减　肺经郁热加尺泽、大椎；肺气虚寒加风门、膻中；脾气虚弱加脾俞、足三里；肾阳亏虚加肾俞、命门。

操作规程　取 6 ~ 8 个穴位，用龙胆紫溶液做标记，穴位常规消毒，取 2% 的利多卡因注射液 5ml，0.1mg 地塞米松注射液 1ml，0.5mg 甲钴胺注射液 1ml，用生理盐水稀释至 10ml，将其注射到穴位中，然后将所选的 00 号羊肠线置入 12 号一次性埋线针中，快速进针入皮下，上下提插得气后，缓缓边推针芯边退针管，将羊肠线埋入一定深度，出针后，挤压针孔出血，待血流停止或血流颜色改变，再用碘伏消毒后，外敷创可贴。

操作间隔　20 ~ 30 天 1 次，3 次 1 个疗程。

主治　过敏性鼻炎。

34.3　注意事项

1）穴位埋线技术治疗过敏性鼻炎效果明显，如果配合刺血疗法、耳穴压丸法效果更佳，在取得疗效后应继续治疗 1 ~ 2 个疗程，以巩固疗效。

2）忌食辛辣海腥刺激、油腻及糖类食品，多食新鲜蔬菜及水果。

3）注意生活规律，适时增减衣服，防止感冒，增强体质，尽量戒除过敏因素。

35　肥胖症

35.1　肥胖症概述

35.1.1　概念

当人体进食热量多于消耗热量时，多余热量以脂肪形式储存于体内，其量超过正常生理需要量，且达一定值即体重超过标准体重20%，或体重指数大于24时演变为肥胖症。如无明显病因可寻者称单纯性肥胖症；具有明确病因者称为继发性肥胖症。单纯性肥胖症按发病年龄和脂肪组织病理可分为体质性肥胖和获得性肥胖两类。体质性肥胖与遗传有关，且营养过度，幼年起即有肥胖，全身脂肪细胞增生肥大；获得性肥胖多自青少年时代因营养过度、活动减少等因素而发病，脂肪细胞仅有肥大而无增生。

35.1.2　病因病机

(1) 中医病因病机

中医学认为脂肥来源于水谷精微，为人体所必需；脏腑功能失调，津液积蓄，脂肥过多，为血之浊气，表现为痰湿、瘀血之症。

年老体衰中年以后，肾气渐衰，火不生土，脾失健运，湿浊内聚，痰瘀渐生，尤其是经产妇女或绝经期妇女，肾气不足，不能化气行水，以致水液留滞而致肥胖。

禀赋不足，父母为肥胖之人，以致先天肾气不足，后天脾失健运，水谷精微转输失常，痰浊、膏脂停聚而为肥胖。

过食肥甘嗜食肥甘厚味，湿热内生，蕴酿成痰；又可损伤脾胃，致水谷运化失司，湿浊停留体内，痰热湿浊停聚，使体重增加，形成肥胖。

缺少活动"久卧伤气，久坐伤肉"，伤气则气虚，伤肉则脾虚，脾气虚弱，运化失司，水谷精微不能转输，水湿停聚，形成肥胖浮肿。

久病正虚久病则正气亏耗，气血阴阳虚衰，气虚运血无力，阳虚而阴寒内生，易生痰浊；阴血虚少，血行涩滞，痰浊、肥脂变生而致肥胖。

情志所伤五脏皆能藏神，七情内伤，脏腑功能失调，升降失序，影响水谷、水液运化，使代谢紊乱，发生肥胖。

（2）西医病因病机

肥胖症的病因尚不明了，可能是包括遗传和精神神经因素在内的多种因素相互作用的结果。

遗传因素：流行病学调查表明肥胖者中有些有家庭发病倾向，父母双方都肥胖，他们所生子女中患单纯性肥胖者比父母双方体重正常者所生子女高 5~8 倍。

精神神经因素：已知人类与多种动物的下丘脑中存在着两对与摄食行为有关的神经核，一对为腹对侧核，又称饱中枢；另一对为腹外侧核，又称饥中枢，二者相互调节，相互制约，在生理条件下处于动态平衡状态，使食欲调节于正常范围而维持正常体重，当发生病变影响到下丘脑、或药物、神经因子透过血脑屏障等就可导致肥胖，此外摄食中枢的功能受制于精神状态。

高胰岛素血症：肥胖常与高胰岛素血症并存，胰岛素有显著的促进脂肪蓄积作用，血浆胰岛素浓度与总体脂量呈显著的正相关。

进食过多可通过对小肠的刺激产生过多的肠抑胃肽，肠抑胃肽刺激胰岛 B 细胞释放胰岛素。

垂体功能低下，特别是生长激素减少，促性腺及促甲状腺激素减少引起的性腺，甲状腺功能低下可发生特殊类型的肥胖症。

此外还有活动过少，当日进食热卡超过消耗所需的能量时，除以肝、肌糖原的形式储藏外，几乎完全转化为脂肪，储藏于全身脂库中出现肥胖。

35.1.3 临床表现

单纯性肥胖症患者多见面肥颈壅，项厚背宽，腹大腰粗，臀丰腿圆。轻度肥胖者多无明显症状；中度肥胖者常怕热多汗，易感疲乏，呼吸短促，头晕心悸等；重度肥胖者行动不便，胸闷气急，甚则端坐呼吸等。中、重度肥胖者常可并发糖代谢异常及胰岛素抵抗、高脂血症、高血压、心脏肥大及缺血性心脏病、阻塞型睡眠呼吸暂停综合征、肝损害、女性月经异常、骨关节炎等。

继发性肥胖症患者除肥胖外，还有原发性疾病的症状。

35.1.4 临床诊断

（1）中医诊断

胃热滞脾：多食，消谷善饥，形体肥胖，脘腹胀满，面色红润，心烦头昏，口干口苦，胃脘灼痛，嘈杂，得食则缓，舌红苔黄腻，脉弦滑。

痰湿内盛：形体肥胖，身体重着，肢体困倦，胸膈痞满，痰涎壅盛，头晕目眩，口干而不欲饮，嗜食肥甘醇酒，神疲嗜卧，苔白腻或白滑，脉滑。

脾虚不运：肥胖臃肿，神疲乏力，身体困重，胸闷脘胀，四肢轻度浮肿，晨轻暮重，劳累后明显，饮食如常或偏少，既往多有暴饮暴食史，小便不利，便溏或便秘，舌淡胖，边有齿痕，苔薄白或白腻，脉濡细。

脾肾阳虚：形体肥胖，颜面浮肿，神疲嗜卧，气短乏力，腹胀便溏，自汗气喘，动则更甚，畏寒肢冷，下肢浮肿，尿昼少夜频，舌淡胖，苔薄白，脉沉细。

（2）西医诊断

参照肥胖症的临床表现，结合以下指数及检查，即可确诊。

肥胖度的计算：肥胖度 =（实际体重–标准体重）÷标准体重×100%，肥胖度超过 20% ~ 30%，称之为轻度肥胖。肥胖度超过 30% ~ 50%，称之为中度肥胖。肥胖度超过 50% 以上，称之为重度肥胖。

体重质量指数计算：体重质量指数 = 体重（kg）/身高（m）^{2} 正常为 18.5 ~ 23.9，超过 24 为超重，大于或等于 28 为肥胖。排除肌肉发达或水分潴留因素，即可诊断为本病。

腰围或腰/臀比计算：反映脂肪分布。受试者站立位，双足分开 25 ~ 30cm，使体重均匀分配。腰围测量髂前上棘和第 12 肋下缘连线的中点水平，臀围测量环绕臀部的骨盆最突出点的周径。目前认为测定腰围更为简单可靠，是诊断腹部脂肪积聚最重要的临床指标。男性腰围大于或等于 85cm、女性腰围大于或等于 80cm 为腹部肥胖标准。

脂肪的 CT 或 MRI 检测：计算皮下脂肪厚度或内脏脂肪量，是评估体内脂肪分布最准确的方法，但不作为常规检查。

肥胖病人还要做相关检查，如血压；血脂；空腹血糖、葡萄糖耐量试验、血清胰岛素、皮质醇；抗利尿激素；雌二醇、睾酮、黄体生成素；心电图、心功能、眼底及微循环；以及 T3、T4、TSH、头颅 X 线摄片或头颅、双肾上腺 CT 扫描等。以确定有无并发症或其他继发性因素起肥胖症的可能性。

35.2　穴位埋线在肥胖症中的应用

选取穴位　中脘、天枢、曲池、支沟、内庭、丰隆、上巨虚、阴陵泉。

随证加减　胃肠腑热加足三里、胃俞；痰湿内盛加三阴交、大横、足三里；脾胃虚弱加脾俞、足三里；脾肾阳虚加肾俞、关元

操作规程　取 6 ~ 8 个穴位，用龙胆紫溶液做标记，穴位常规消毒，将所选的 00 号羊肠线置入 12 号一次性埋线针中，快速进针入皮下，上下提插得气后，缓缓边推针芯边退针管，将羊肠线埋入一定深度，出针后，挤压针孔出血，待血流停止或血流颜色改变，再用碘伏消毒后，外敷创可贴。

操作间隔　20 ~ 30 天 1 次，3 次 1 个疗程。

主治 获得性肥胖。

35.3 注意事项

1）穴位埋线技术治疗单纯性肥胖中的获得性肥胖有较好的疗效，配合耳穴压丸法效果更佳，在取得疗效后应继续治疗 1 ~ 2 个疗程，以巩固疗效，穴位埋线技术对体质性肥胖症效差，对于继发性肥胖症症患者应及时治疗原发病，穴位埋线技术可作为辅助手段。

2）指导患者改变不良的饮食和生活习惯。食物宜清淡，少食肥甘厚腻及煎炸之品，多吃含纤维素多的蔬菜；用餐须细嚼慢咽；限定食量，少吃零食；戒烟戒酒。特别是晚饭最好安排在在睡觉前 5 小时。

3）坚持适度的体力劳动和体育运动。

4）减肥是一件艰难的治疗过程，需要患者有信心和恒心，否则治疗无法坚持到底，治疗效果也难以保证。

5）发病年龄和程度。一般肥胖病患者的起病年龄越小，肥胖程度越重，预后越差。